浙派中医系列丛书

专科卷

总主编　范永升
副总主编　张光霁

儿科卷

陈　华　主编

中国中医药出版社
全国百佳图书出版单位
·北京·

主编单位　浙江省中医药学会　浙江中医药大学

图书在版编目（CIP）数据

浙派中医系列丛书 . 儿科卷 / 陈华主编 . -- 北京 : 中国中医药出版社 , 2024. 12

ISBN 978-7-5132-9068-5

Ⅰ. R242

中国国家版本馆 CIP 数据核字第 2024JX4760 号

中国中医药出版社出版

北京经济技术开发区科创十三街 31 号院二区 8 号楼

邮政编码　100176

传真　010－64405721

北京盛通印刷股份有限公司印刷

各地新华书店经销

开本 787×1092　1/16　印张 14.25　字数 254 千字

2024 年 12 月第 1 版　2024 年 12 月第 1 次印刷

书号　ISBN 978－7－5132－9068－5

定价　68.00 元

网址　www.cptcm.com

服务热线　010-64405510

购书热线　010-89535836

维权打假　010-64405753

微信服务号　zgzyycbs

微商城网址　https://kdt.im/LIdUGr

官方微博　http://e.weibo.com/cptcm

天猫旗舰店网址　https://zgzyycbs.tmall.com

如有印装质量问题请与本社出版部联系（010－64405510）

浙派中医系列丛书·专科卷

编撰指导委员会

主任委员 王仁元 黄文秀 陈 忠 肖鲁伟
副主任委员 徐旭卿 温成平 肖 锋 柴可群
委　　员 冯红德 刘 怡 王晓鸣 卢建华
顾　　问 葛琳仪 王永钧

编委会

总 主 编 范永升
副总主编 张光霁
编　　委 （以姓氏笔画为序）
马睿杰 包利荣 吕立江 朱德明 刘英超
江凌圳 张光霁 陈 华 陈 健 范永升
郑 洪 赵 虹 钦丹萍 徐光星 黄 平
崔 云 章 勤 童培建 楼 彦
学术秘书 谢冠群 楼 彦 方敏娟 林 瑶 王 婷
马昇越

《儿科卷》编委会

主　编　陈　华

副主编　陈　健　李　岚

编　委（以姓氏笔画为序）

王其莉　王素丽　毕美芬　刘倩楠
杨伟吉　连俊兰　汪如镜　张雨燕
邵征洋　赵文坛　洪佳璇　倪晓红
陶　敏　桑　杲　矫金玲　韩　桃

于 序

中医药学是中华民族的伟大创造，是中国古代科学的瑰宝，也是打开中华文明宝库的钥匙。它蕴含着中华民族几千年的健康养生理念及实践经验，凝聚着中国人民和中华民族的博大智慧，为中华民族的繁衍生息作出了巨大贡献。党和政府历来高度重视中医药工作，特别是党的十八大以来，以习近平同志为核心的党中央把中医药工作摆在突出的位置。2019 年全国中医药大会召开期间，习近平总书记对中医药工作做出了重要指示，要求遵循中医药发展规律，传承精华、守正创新，充分发挥中医药防病治病的独特优势和作用。为中医药发展指明了前进方向，提供了根本遵循。

浙江作为中医药发祥地之一，历史悠久，源远流长，名医辈出，流派纷呈，在我国中医药学发展史上具有重要地位和作用。2017 年，以首届全国名中医、浙江省中医药学会会长范永升领衔的专家团队率先提出“浙派中医”作为浙江中医学术流派的统一称呼，很快得到了浙江乃至全国中医药界的认可。近年来，浙江省中医药学会更是在传承发展“浙派中医”方面做了大量卓有成效的工作，如启动“浙派中医”宣传巡讲活动；连年开设“浙籍医家”朱丹溪、张景岳、王孟英等专题研讨会；在世界中医药大会上设立“浙派中医”专场，开展国际交流活动；在全国率先发布“中西医学协同发展杭州共识”，开设“浙里新医学 · 中西医对话”品牌学术论坛等。这些工作不仅促进了浙江中医药学术的发展与进步，也在全国中医药行业中发挥引领和示范作用。

近日，喜闻浙江省中医药学会编撰的“浙派中医系列丛书”即将面世，这是浙江省中医药学会积极响应国家关于促进中医药传承创新发展的号召，深入挖掘和整理“浙派中医”学术思想精华的又一重要成果。这套丛书包括“地方卷”12册、“专科卷”9册。丛书全方位、多角度展示了浙江中医药的历史脉络、地域特色、医人医著、学术思想、临证经验、发展现状等内容。两套丛书内容丰富、研究系统、实用性强，对了解浙江中医药的发展历程具有重要的临床价值和文献价值。希望浙江中医界的朋友们再接再厉，不断深入挖掘“浙派中医”的学术内涵与临床经验，出版更多的精品力作，为弘扬中医药文化，促进“健康中国”建设做出更大的贡献。是为序！

于文明

写于甲辰寒露

注：于文明，国家中医药管理局原局长，中华中医药学会会长

葛 序

浙江位居我国东南沿海，地灵人杰，人文荟萃，文化底蕴十分深厚，素有“文化之邦”的美誉。就拿中医药来说，在其发展的历史长河中，历代名家辈出，著述琳琅满目，取得了极其辉煌的成就。

由于浙江省内地域不同，中医传承脉络有异，从而形成了一批各具特色的医学流派，使中医学术呈现出百花齐放、百家争鸣的繁荣景象。其中丹溪学派、温补学派、钱塘医派、永嘉医派、绍派伤寒等最负盛名，影响遍及海内外。临床各科更是异彩纷呈，涌现出诸多颇具名望的专科流派，如宁波宋氏妇科和董氏儿科、湖州凌氏针灸、武康姚氏世医、桐乡陈木扇女科、萧山竹林寺女科、绍兴三六九伤科等，至今仍为当地百姓的健康保驾护航，厥功甚伟。

值得一提的是，古往今来，浙江省中医药界还出现了为数众多的知名品牌，如著名道地药材“浙八味”、名老药店“胡庆余堂”等，更是名驰遐迩，誉享全国。由是观之，这些宝贵的学术流派和中医药财富，很值得传承与弘扬。

有鉴于此，浙江省中医药学会为发扬光大浙江省中医药学术流派精华，凝练浙江中医药学术流派的区域特点和学术内涵，由范永升教授亲自领衔，组织相关人员，凝心聚力，集思广益，最终打出了“浙派中医”这面能代表浙江省中医药特色、优势和成就的大旗。此举，得到了浙江省委省政府、浙江省卫生健康委员会和浙江省中医药管理局的热情鼓励和大力支持。《中共浙江省委 浙江省人民政府 关于促进中医药传承创新发展的实施意见》提出要“打造‘浙派中医’文化品牌，实施‘浙派中医’传承创新工程，深入开展中医药文化推进行动计划；加强中医药传统文献研究，编撰‘浙派中医’系列丛书”。浙江省中医药学会先后在省内各地多次举办有关“浙派中医”的巡讲和培训等学术活动，气氛热烈，形势喜人。

为深入挖掘和传承“浙派中医”的学术内涵、发展规律、临床经验，浙江省中医药学会于2022年7月1日联合浙江中医药大学启动了“浙派中医系列丛书”地方卷和专科卷的编写工作。“地方卷”包括省中医药发展史1册和各地市中医药发展史11册，展现各地中医药发展的历史积淀、特色与优势。“专科卷”共9册，分别论述了内科、妇科、儿科、针灸、推拿等专科发展脉络、名人医著、发展状况等。本套丛书经过大家的辛勤努力，历经两年余，现已完成，即将付梓。我为此感到非常欣慰。这套丛书对传承浙江中医药而言，具有基础性的作用，十分重要。相信丛书的出版将为深入研究“浙派中医”提供有力支撑，以及借鉴和帮助。

我生在江苏，长在浙江，在浙江从事中医药事业已经六十余年，虽然年逾九秩，但是继承发扬中医药的初心不改。我十分感谢为“浙派中医系列丛书”地方卷和专科卷编写出版付出辛勤劳作的同志们。这套丛书的出版，必将为我省医学史的研究增添浓重一笔，必将会对我省乃至全国中医药学术流派的传承和创新起到促进作用。我更期望我省中医人努力奋斗，砥砺前行，将“浙派中医”的整理研究工作做得更好，把这张“金名片”擦得更亮，为建设浙江中医药强省做出更大的贡献。

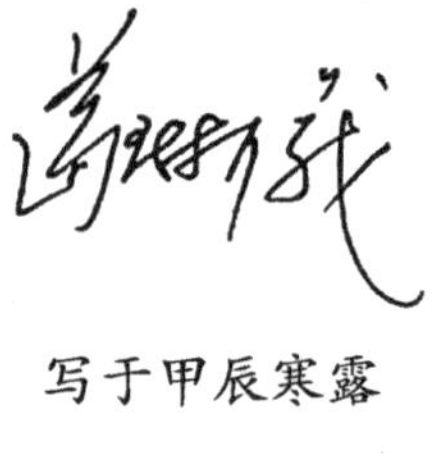

写于甲辰寒露

注：葛琳仪，国医大师、原浙江中医学院院长

前 言

浙江地处东海之滨，物华天宝，人杰地灵，文脉悠久，名医辈出，在中医发展史上具有重要地位和作用。千余年来，浙江的医家们不断传承发展，守正创新，形成了众多独具特色的医学流派，使浙江中医学术呈现出百花齐放的繁荣景象。2009 年在浙江中医药大学本科办学 50 周年之际，我牵头编写了《浙江中医学术流派》，提出了浙江中医药的十大学术流派。随着社会的不断发展，许多省都有了各具自身特色的流派名称，如黑龙江的龙江医派、广东的岭南医学、云南的滇南医学、安徽的新安医学等。我省如能提炼一个既能代表浙江中医药学术流派，又能涵盖浙江全域的综合称谓，则有利于浙江中医药对外交流与合作，也有利于促进浙江中医药的传承与创新。

2015 年我向时任浙江省中医药学会会长肖鲁伟教授汇报了这一想法，得到肖会长的肯定与支持。此后，由我牵头，组织相关人员，梳理了浙江中医药有关文献，调研了全国各地的基本状况，提出了综合称谓的初步方案，邀请了严世芸等全国著名专家进行论证，最后经浙江省中医药学会第六届理事会第五次会议表决通过，一致同意把“浙派中医”作为浙江中医药及其学术流派的综合称谓。2017 年 7 月 1 日正式向社会发布了这一决定，在推出“浙派中医”历史十大流派的同时，又凝练了“浙派中医”的八大特色，分别是源远流长、学派纷呈、守正出新、时病诊治、学堂论医、本草增辉、善文载道、厚德仁术。

“浙派中医”发布后，社会反响热烈。浙江省中医药学会在全省范围内广泛开展“浙派中医”宣传巡讲;《中国中医药报》开设专栏并长篇报道了“浙派中医”有关内容；在意大利等地召开的世界中医药大会上设立“浙派中医”专场，得到了国内外中医药界的广泛认可。《中共浙江省委 浙江省人民政府 关于促进中医药传承创新发展的实施意见》提出要“打造‘浙派中医’品牌，实施‘浙派中医’传承创新工程，深入开展中医药文化推荐行动计划”。《浙江省中医药发展“十四五”规划》也提出要“加强中医药文化保护研究，梳理浙江中医药发展源流与脉络，整理医学文献古籍，编撰‘浙派中医系列丛书’”。浙江省中医药研究院中医文献信息研究所江凌圳主任牵头编撰出版了“浙派中医原著系列丛书”。

整理“浙派中医”地方、专科发展史，挖掘其中的内涵、特色及其规律，是一项研究“浙派中医”的基础性工作，极为重要。为此，在我的提议下，浙江省中医药学会于2022年7月1日启动“浙派中医系列丛书”地方卷和专科卷的编撰工作。该套丛书由浙江省中医药学会、浙江中医药大学牵头编写。地方卷共计12册，包括浙江省中医药发展史1册和11个地市中医药发展史各1册，系统介绍浙江省内11个地市中医药文化的独特魅力和历史积淀，展现不同地域“浙派中医”的特色和优势，这不仅是对地方中医药资源的梳理和整理，更是对“浙派中医”整体文化的一次全面展示。同时，为完整反映浙江省全域中医药整体发展脉络，我们又编撰了《浙派中医史》，使“浙派中医”各地特色与整体发展相互印证。专科卷第一辑共9册，分别针对内科、外科、妇科、儿科、针灸、推拿等专科领域进行深入整理，每一册都汇集了历代浙江医家在各自领域内的学术建树和临床经验，全面展示了“浙派中医”临床各科的历史发展过程、医家医著、学术思想、发展现状等内容。

本套丛书的出版，全景式、立体式展示了“浙派中医”地域与专科的独特魅力，为医学工作者和研究者提供了宝贵的参考和借鉴，同时为大众了解和学习浙江中医药提供了一套有益的读物。丛书的出版必将为提升浙江中医药的整体水平，促进健康浙江建设发挥积极作用。

丛书编撰出版过程中，得到了浙江省中医药管理局领导的关心与指导；编写人员克服了时间紧、任务重等诸多困难，忘我投入；编写专家组细致严谨，倾注了大量心血；中国中医药出版社的领导及王秋华编辑也给予了大力支持；国家中医药管理局原局长、中华中医药学会会长于文明，第三届国医大师葛琳仪教授百忙中拨冗作序，体现了对“浙派中医”的关怀与厚爱。在此一并表示衷心感谢！

“路漫漫其修远兮，吾将上下而求索。”这套丛书的完成只是整理研究“浙派中医”基础性工作的一部分，今后的整理研究依然任重而道远，希望我省中医药界的同道们，牢记使命，薪火相传，为“浙派中医”的发扬光大而不懈努力！

范永升

2024年10月8日

注：范永升，浙江省中医药学会会长，浙江中医药大学原校长，首届全国名中医

编写说明

浙派中医儿科作为浙派中医的一个分支，与浙派中医的发展息息相关，历代医家薪火相递，传承至今。浙派中医儿科流派源远流长，名家辈出，其学术的丰富依赖于历代浙江各地不同学术流派的发展。独特的地域文化孕育了具有鲜明学术特色的浙派中医儿科，涌现了众多中医儿科名家，护佑一方儿童茁壮成长。

随着南宋时期政治、经济、文化中心的南迁东移，钱乙的学术思想传入浙江，与浙江当地中医儿科学术思想交融、碰撞，对后世浙派中医儿科发展产生了深远的影响。金元、明清、民国时期各医家学术思想百花齐放，百家争鸣，涌现了一批批中医儿科名家。时间斗转星移，浙派中医儿科历久弥新，现代中医儿科在师带徒传统继承方式的基础上，结合中医药院校教育形式，以名老中医工作室建设为载体，建立了中医药学术传承、人才培养及创新发展的流派传承模式。浙派中医儿科医家不仅注重临床，而且著作等身，学术特色鲜明。浙派中医儿科不但继承了前人的经验，而且通过不断实践积累了丰富的临床经验，为发挥中医药特色优势、促进儿科学术发展奠定了良好的基础。

本书阐述了浙派中医儿科的形成源流和发展特点，以及浙派中医儿科流派的传承模式和学术特色，总结了浙派中医儿科历代医家及名医的学术思想和临床优势，并且对浙派中医儿科的古代名著和临床适宜技术进行了介绍。

希望本书的出版，能为后学者更全面地了解浙派中医儿科，更好地发挥浙派中医儿科的优势特色，为进一步推进浙派中医儿科的学术发展，起到积极的作用。

《浙派中医·儿科卷》编委会

目 录

第一章　浙派中医儿科源流

第二章　浙派中医儿科传承

第三章　浙派中医儿科学术特色

第四章　浙派中医儿科名医荟萃

第五章　浙派中医儿科名著精要

第六章　浙派中医儿科适宜技术

第一章 浙派中医儿科源流

浙江地处东南，历史悠久，物华风茂，上古有桐君采药，晋代有葛洪炼丹，历代名医辈出，学派纷呈，中医药文化源远流长。尤其在南宋以后，浙江中医药事业蓬勃发展，形成了具有地域特色的学术流派，为中医学的发展做出了卓越的贡献。

浙派中医儿科是浙派中医的重要构成部分。在古代，尤其在隋唐以前，儿科并未成为一个专科，大部分医家都不是专职的儿科医家，仅仅被描述为“尤擅儿科、精儿科、以幼科闻名”等。历史上对儿科医师的最早记载，是春秋战国时期的扁鹊，“闻秦人爱小儿，即为小儿医”，但其实儿科仅为扁鹊擅长领域的很小一部分。即便是儿科鼻祖钱乙，也是精通儿科，亦通各科。在漫漫历史长河中，浙派中医儿科同其他专科一样，仅为浙派中医的附属部分。直到近现代，医学分科发展日益精细，中医儿科才作为一门专科独立发展出来，故浙派中医儿科的发展过程与浙派中医的发展一脉相承、密切相关。

第一节　宋室南渡——浙派中医儿科的形成

隋时期到宋代是中医儿科学的形成时期，如《诸病源候论·小儿杂病诸候》开始专门论述儿科疾病，北宋钱乙所著的《小儿药证直诀》系统概括小儿生理病理特点、首创小儿五脏辨证体系等，对后世儿科的发展产生了重大影响。宋室南渡是浙派中医发展的转折点，浙派中医儿科的发展也没有错过这一历史机遇。

1127 年北宋王朝灭亡，宋室南迁，更名南宋，定都临安，即如今的杭州。这一历史事件开启了浙江发展的新篇章，也是浙派中医发展乃至浙派中医儿科发展的分水岭。

一、大规模人口迁徙对浙派中医儿科的影响

中国历史上有三次大规模人口迁徙，均发生于战乱之后，分别是西晋永嘉之乱后、后唐安史之乱后、北宋靖康之乱后。其中以靖康之乱后移民南迁规模最大、影响最深，其移民持续时间之长、人数之多是空前的，整个皇室的南迁更是绝无仅有。宋室南渡后，大量移民涌入临安，“中原士民，扶携南渡，不知其千万人”，李心传《建炎以来系年要录》载“平江、常、润、湖、杭、明、越，号为士大夫渊薮，天下贤俊，多避地于此”，杭州成为全国政治、经济、文化的中心。南迁移民人数庞多，其中有大量医家，这些医家除了随皇室迁入的太医官，还有诸多民间医家，其中不乏儿科名医。

如北宋靳豪，祖籍河南开封，以儿科享誉汴京，后随宋室南渡，继续操持儿科，被圣上恩赏《百子图》。《杭州府志》记载：“靳豪，其先本三晋人。唐时有靳恒者，知开封府，居官有能名，民爱之，因家焉。后世有豪者，北宋时居东京之显仁坊，隐居市药，每日设浆于肆，以济行者。宣和间（1119—1125），有二道者，日饮于靳氏，靳氏事之，岁余不懈，因曰：吾试若耳。若长者，子

孙当有厚报。因书数语授之，言讫不见。视其所授，则秘方也。试之小儿，奇验。高宗南渡，扈跸至武林，遂世为太医。数传至从谦，为御直翰林医官，赐敕特晋三阶，出内府百子图赐之，命以所居巷为百子图巷。靳氏之有百子图，自南宋绍兴三年（1133）始也。靳之后有起蛟字霖六者，著有《本草会编》。起蛟之子鸿绪，字若霖，著有《内经纂要》，其业尤精。子咸字以虚；吉字允菴，谦字仁若，皆诸生，而吉尤知名当世。”

又如李信，祖籍开封，精儿科，后随宋室迁居杭州。《钱塘县志》载：“高宗得危疾，曾诏其入宫陪侍，因年老行走不便，特许乘小车直入宫，故时称‘李车儿’。”再如张永，原籍洛阳，迁居余姚，著有《卫生家宝》《小儿方》，其子孙也多精儿科。

移民的涌入增加了医疗需求，北方医家的到来也促进了南北方医学的交流，为浙医的快速发展提供了良好的机遇。据《宋会要辑稿》载，宋室南渡前，崇宁元年（1102）两浙的人口数为3767441人，到南宋中期，嘉定十二年（1219）两浙的人口数为5839782人，人口增长了约55%。医学研究的对象是人，浙江地区人口密度增高决定了对医学发展的需求增大。同时由于交通频繁、居住拥挤、卫生条件较差，导致疾疫流行，据史料记载，仅在南宋152年间，至少有81年发生过疫灾，当时疫灾中心有今杭州、海宁、湖州、绍兴等城市。这给了医家更大的社会压力、更多的实践机会，也刺激了浙江更多人士投身于医药事业，推动了医药研究向更纵深的方向发展，也推动了浙派中医的兴盛和繁荣。

二、医疗中心南迁对浙派中医儿科的影响

宋代是中国医学发展承上启下的一个时代，活字印刷术助推了医药书籍的大量刊印，“不为良相，当为良医”，健康卫生常识作为显现仁政爱民的国民教育被官方推广。北宋时期，官方就重视医学发展，建立了翰林医官院、校正医书局等。校正医书局是宋朝政府专门的医书编辑出版机构，得助于活字印刷术的成熟使用，北宋时期进行了数次大规模的校修医书活动，大力搜集、校正方书，颁布了如《太平惠民和剂局方》《嘉祐本草》《庆历善救方》等大量医书，完成了对宋以前几乎所有医学典籍的校勘整理工作。京城汴梁为当时的医药文化中心，有着完备的医疗体系，还设立了安济坊、施药局等医疗福利机构，为贫困群体免费治病。北宋灭亡后，皇室整体南迁，迁都临安，其原有的医疗系统也随之南迁。

南宋建立后，北宋翰林医官院的建制得以保留，对全国医药行政的影响进一步扩大。翰林医官院掌管医药卫生政令，负责全国的医疗事业，内置教授和各科医生，人数多达百名。翰林医官院统一管理官方医生的选拔、任用、派遣、调转等组织工作；修订本草、校正编纂、颁布医书等组织工作；派医散药防治流行病等组织工作；宫廷及地方的医疗工作等凡与医药有关的管理工作。此外，南宋政府进一步完善卫生医疗体系，先后建立太平惠民局、惠民和剂局、惠民局、施药局等，重订编纂了《太平惠民和剂局方》。这一时期，人们以医书上处方制药，以熟药出售患者，解除病患痛苦，真正达到"惠民"的目的，使广大民众得到救治，也掀起了中医史上的局方热潮，使临安成为当时全国的中成药制剂中心。

南宋保留了北宋的中央官学：太学、武学、宗学、律学、算学、书学、医学、画学。宋室南迁后，朝廷在临安设立了医局，负责医学堂，从事医学教育，培养医学人才。同时，南宋完善了医官选拔制度，制定了严格的考核标准，并及时整顿医药队伍，使具有真才实学的民间医家脱颖而出；实施医事法律，规定了医生的职业道德和医疗事故认定责任；建立官方的慈善医药机构，如慈幼局收养遗弃婴儿，救活婴幼儿不可胜数，这也是中国最早的孤儿院及儿童医院。总之，南宋时期浙江的医政机构成为机构建制最完善之地，完备的医疗机构也使浙江医疗事业达到空前的繁荣。

三、北宋学术思想对浙派中医儿科的影响

宋室南迁也促进了学术交流和发展。南宋时期，朱熹理学开始形成，与浙江的永嘉学派等出现思想碰撞与交融，宋室南渡后大量的文人骚客汇于浙江，是中国文化发展史上的重要时期，如陆游、辛弃疾、文天祥等都是南宋时期著名的文学家。南宋社会普遍重视医学，形成了"不为良相，当为良医"的社会风尚。在医学发展上，南宋对于外来的学术思想也兼收并蓄，其中钱乙学术思想就传入浙江，对浙派中医儿科产生了深远影响。

（一）钱乙学术思想

钱乙，字仲阳，系钱塘（今浙江杭州）人氏，为五代十国时吴越王钱镠（852—932）的亲戚。吴越王末主钱俶（929—988）降宋后，钱乙曾祖跟随北迁，定居于山东郓州（今山东省菏泽市郓城县）。钱乙父亲名颢，是一位擅长针灸的医生，后来隐匿姓名，游而不返。后来钱乙跟随姑母生活，并随姑父吕君学医。钱乙 30 余岁时，开始以儿科为专业并著称于山东。元丰中（1068—

1085年），神宗帝长公主女儿有病，召钱氏医治而愈，授“翰林医学”。次年，子仪国公病“瘈（抽风）”，宫中御医未能治。经长公主推荐，召钱氏，进黄土汤而愈，于是提拔为“太医丞”。此后，声名大噪，不论是官宦之家，或庶民百姓，争相求医。钱氏一生虽两次被皇家聘用，但其一生中的主要医疗活动是在民间。钱氏在家中为人治病时，近自邻井，远或百数十里，门庭若市，口碑载道。在大量的临床实践中，他不断总结经验，著有《伤寒论指微》5卷，《婴孺论》百篇，均已佚。其学术思想后被阎孝忠整理，即《小儿药证直诀》，该书共三卷，上卷为脉证治法，中卷记尝所治病，下卷列载诸方。该书是一部具有独特诊疗方法的儿科专著，不仅对儿科学，对整个中医学术的发展也具有卓越的贡献。如张元素脏腑辨证体系几乎照搬《小儿药证直诀》小儿五脏辨证理论，把地黄丸、泻青丸等列为五脏补泻标准方剂。

《小儿药证直诀》成书于约1119年，正值北宋末年，成书数年之后，1127年北宋灭亡，宋室南迁。宋室南渡后，太医丞钱乙的学术思想得以随皇室传至江南。南宋官员刘昉著《幼幼新书》，总结了南宋以前儿科学成就，较好地保存了《小儿药证直诀》原貌，文中根据卷、篇内容的不同，大量引用《小儿药证直诀》原文，如第三卷第一篇，讲五脏所主病，整篇基本全部引用钱乙对于五脏病的论述。南宋太医局刊行的《小儿卫生总微论方》也收录了《小儿药证直诀》中的大量方剂。南宋对《太平惠民和剂局方》又进行多次重修增订，其中十二世纪末，吴直阁版《增广校正和剂局方》增入“诸家名方”，卷十治小儿诸疾中，引用《小儿药证直诀》中“益黄散”“钱氏白术散”，且“钱氏白术散”主治条文亦与《小儿药证直诀》本条文基本相同。可见南宋时期，钱乙学术思想已传入江南，为浙派中医儿科学术特色的形成创造了良好的条件。

（二）钱乙对浙派中医儿科的影响

钱乙对浙派中医儿科的影响首先体现在寒凉之法的广泛应用。惊风抽搐是儿科常见证候。浙江地处东南，气候温热，小儿外感热病多见，常出现惊风抽搐，钱氏除应用攻下阳明腑实法泄热开窍外，还用清热平肝、芳化凉开诸法，拟凉惊丸、抱龙丸等，为儿科热病惊厥神昏的治疗提供有效方剂。如慈溪医学家王纶所著《明医杂著》中牛黄抱龙丸即为此方加牛黄。《小儿药证直诀》本就偏于论述五脏热证，略于寒证，因此钱氏当属儿科学术中的寒凉派，其学术思想对江浙温病学派影响深远。《小儿药证直诀》附篇《阎氏小儿方论》所载至宝丹、紫雪丹等为明清时期江浙温病学派所采用，是芳香开窍、解毒醒神、清热凉血的有效方剂。

钱乙对浙派中医养阴学术思想的影响：钱乙立地黄丸补益小儿肾阴，该剂成为“壮水之主，以制阳光”之剂，同时钱氏认为“小儿纯阳，无烦益火”。这影响了朱丹溪倡导的“阳有余阴不足”论。《丹溪心法》言“小儿易怒，肝病最多，大人亦然，肝只是有余，肾只是不足”，进一步阐发钱氏“肝则有泻无补，肾者有补无泻”之说。朱丹溪认为钱氏之方“立例极好”，并取地黄丸之意，创大补阴丸（黄柏、知母、熟地黄、龟板、猪脊髓）。因此，朱丹溪与钱氏在阴阳观及制方法上的传承关系可见一斑。

钱氏为儿科鼻祖，后世小儿医家多宗钱乙。浙派中医儿科也不例外，如衢州徐用宣，永乐间人，儿科世医，医宗钱乙，著有《袖珍小儿方》10卷，书中内容多引自《小儿药证直诀》。平湖戈氏儿科的创始人戈朝荣对各家学说潜心钻研，其言最佩服的是北宋钱乙的学说，尝谓“仲阳化载《金匮》八味为六味，寓温、凉、收、泻、通、补、开、合之义，深合小儿以脾胃为本而纯阳阴虚、胎火偏旺素质，实开后世小儿医滋阴（泻火）益气之先河”。

（三）其他医家对浙派中医的影响

另外，随宋室南迁的不乏儿科名医，促进了儿科学术的交融与发展，大大充实了浙派中医儿科力量。如前文所述的靳豪，因治儿疾屡验而名重一时，遂为太医，其原籍开封，后随宋室迁居杭州，世代为医。后世靳从谦精祖业，曾受赐“百子图”，其所居之巷为“百子图巷”，至今仍存。又如“李车儿”李信、张永等，皆从北方迁至临安，促进了学术的交融与发展。

浙派中医儿科起源于南宋时期，自宋都南迁后浙江成了政治、经济、文化的中心，加之南宋海外贸易发达，外国药物大量传入，更推动了医药学的发展，使南宋的医药分科比以往更加完备，涌现了一批儿科医家。如临安人范防御，因善治儿科名噪四方、闻名五世。其五世子孙范思贤治疗徐一夔子不能乳，及范思明治疗岳仲伯子疹，都是冒着倾盆大雨披笠前往治愈，人们比喻他们为从井救人，医名盖世。居住在范思贤周边的人们，孩子生病总是求他医治，其不取分文。范思贤住在临安城东，因其地平衍，被称为“东皋隐者”。又如嘉兴人闻人规，从事痘疹专科，广求古人精华，结合自己的临床实践经验，撰成《闻人氏痘疹论》4卷，书中提出小儿痘疹八十一问并列述治法方剂，对南宋时期浙江痘疹治疗方法的进步做出了贡献。

第二节　金元医学——浙派中医儿科的发展

一、朱丹溪与其他金元医家的学术渊源

《四库全书总目提要·子部·医家类》云：“儒之门户分于宋，医之门户分于金元。”金元时期，是中医理论发展的重要时期，这一时期由于长期的战乱，人民生活贫苦，疾病流行，为金元四大家学术理论的形成奠定了社会基础。战乱导致的疫病横行，为医家提供了大量的实践机会，不少医家深入研究古代的医学经典，结合各自的临床经验，自成一说，诠释前人的理论，逐渐形成了不同的流派，刘完素主寒凉，张从正主攻下（汗、吐、下三法），李东垣主补土（补脾），朱丹溪主养阴，不同的学派和学术思想由此形成，丰富了中医理论。浙江义乌朱丹溪师从罗知悌，而得河间、易水之学，取金元诸家之长，使金元诸家的学术思想得以在浙江扎根。朱丹溪创“相火论”，注重滋阴降火，创立了“养阴学派”，对中医儿科学术的发展也产生了深远的影响。

宋室南渡正值金元初期，浙派中医快速发展的同时，中原、北方刘完素之河间学派、张元素之易水学派也渐具雏形。考金元诸医家生平：刘完素（1110—1200年），河北河间人，创立寒凉派，门生有荆山浮屠等，私淑有张从正等。张从正（1156—1228年），河南商丘人，为攻下派代表。张元素（1131—1234年），河北易县人，深谙脏腑辨证，取钱乙之长，创立易水学派。李东垣（1180—1251年），河北正定县人，师从张元素，创立补土派，为易水学派之中坚。上述医家，皆为中原、北方之士，生平皆未迁居南方，且逢金宋对峙时期，地域分割，南北医学交流受阻，故其学术思想未能直接影响浙江医学的发展。

直至朱丹溪通过罗知悌，方才把河间、易水之学传于江南。罗知悌（1243—1327年），浙江杭州人，得刘完素弟子荆山浮屠之传，并旁通张从正、

李东垣，成为集金元三大家之大成者。然南宋灭亡之时，罗知悌即被挟至燕京（今北京），离杭三十余岁，回乡已古稀，且平素闭户，后丹溪求见甚笃，方才尽授其学。朱丹溪（1281—1358年），浙江义乌人，师从罗知悌而得河间、易水之学，取三家之长，宗河间，力倡“阳常有余，阴常不足”，创立滋阴派。其弟子众多，学术思想在浙江广为传播。

二、朱丹溪对浙派中医儿科的影响

（一）朱丹溪养阴学说与浙江人群体质相应

浙江地处东南沿海，东南为阳，《内经·阴阳应象大论》言“东南方阳也”，而“阳胜则阴病”，“阴病”即为阴被阳伤，而致阴液亏虚。经又曰“阳加于阴谓之汗”，阳胜则热迫阴泄而为汗，故南方人易腠理疏松，营阴外泄，以致阴液亏损。有研究（《从体质调研结果探讨因时因地制宜治则》）对中国各地体质类型进行随机抽样调查，结果显示东南（义乌）阴虚体质高达42.7%，是西北部（延安）阴虚体质的2.35倍。义乌朱丹溪师从罗知悌，其学术思想源自金元三大家，刘完素、张从正、李东垣皆生活于中原北方，朱丹溪继“寒凉”“攻下”“补土”之后，却另举“滋阴”大旗，在一定程度上与其生活所在地的人群体质相关。

饮食习惯也是影响人群体质的常见诱因。浙江物产丰富，自古为鱼米之乡、富饶之地，居民肥甘摄入较多。《浙江省城市居民膳食营养摄入状况研究》表明浙江居民脂肪摄入较高，占比34.3%，高出WHO的上限值。朱丹溪《格致余论》言“以偏厚之味为安者，欲之纵，火之胜也”，嗜食肥甘厚味可致化火伤阴，导致阴虚火旺体质。小儿体质稚阴稚阳，然终究“纯阳之体”，容易阳胜阴病，因此浙江人群，尤其是儿童更容易出现阴虚体质。

（二）朱丹溪养阴学说在儿科中的体现

朱丹溪在浙江树滋阴大旗，对儿科亦多有阐述。《格致余论》言：“人生十六岁以前，气血俱盛，如日方升，如月将圆，惟阴常不足。”金元时期医学流派学术争鸣，在儿科领域主要是寒温学派的学术争鸣，反映在对小儿生理病理特点的认识上。朱丹溪提出“阳常有余，阴常不足”说，他认为：“人受天地之气以生，天之阳气为气，地之阴气为血。故气常有余，血常不足。”朱丹溪言小儿“肠胃尚脆而窄，养之之道不可不谨”，并提出“肝只是有余，肾只是不足”（《丹溪心法》）的小儿生理病理观，并进一步影响明代儿科大家万全提出著名的小儿“三有余，四不足”生理病理特点，即小儿阳常有余，阴常不足，肝常有余，脾常不足，心常有余，肺常不足，肾常虚。

朱丹溪发展胎养及小儿养护学说。朱丹溪认为：“儿之在胎，与母同体，得热则俱热，得寒则俱寒，病则俱病，安则俱安。母之饮食起居，尤当慎密。”他提出胎儿与母体是一体的，母亲的体质会传于胎儿，只有孕妇饮食起居有节制，才能确保胎儿的发育正常。在《格致余论》记载的许多病案中，朱丹溪很注重母亲在怀孕期间的饮食及身体健康情况，并据此诊断及用药。朱丹溪在小儿饮食起居上注重养阴之道，“童子不衣裘帛，前哲格言，具在人耳。裳，下体之服，帛温软甚于布也。裘，皮衣温软甚于帛也。盖下体主阴，得寒凉则阴易长，得温暖则阴暗消，是以下体不与帛绢夹厚温暖之服，恐妨阴气，实为确论”。朱丹溪提出小儿下体不穿暖，以助阴益阴；饮食上提出“然肠胃尚脆而窄，若稠黏干硬，酸咸甜辣，一切鱼肉、木果、湿面、烧炙、煨炒，但是发热难化之物，皆宜禁绝。只与干柿、熟菜、白粥，非惟无病，且不纵口，可以养德。此外生栗味咸，干柿性凉，可为养阴之助”。

朱丹溪注意对小儿饮食起居习惯的培养，提倡穿薄衣、节食养护的养护理念，强调不能穿皮裘等温厚之品，以防耗损阴气，不得食用热性、肥甘厚味及其他难以消化的食物，以助阴养阴，将滋阴的思想融入儿科，对后世产生很大影响。如儿科名家俞景茂在临证中注重养阴护阴，如治疗小儿疱疹性咽峡炎，病初就在银翘散基础上加用鲜铁皮石斛，清热养阴生津，先证而治，疾病末期加用沙参、玉竹等进一步加强养阴之力，旨在预防热病伤阴；在反复呼吸道感染恢复期更是重视养阴固本，喜用铁皮石斛、沙参、麦冬、玉竹之品，用药讲究柔润。儿科名家盛丽先擅长小儿肾病、紫癜的诊治，在疾病后期亦重视清热养阴，如紫癜性肾炎患儿长期血尿，盛老认为激素为阳热之品，患儿长期口服激素，阴津暗耗，虚火灼络，运用六味地黄汤加减清热凉血。宣氏儿科以擅治惊风闻名，认为阴虚火旺体质是小儿热惊的内在因素，在惊厥未发之时调理体质，纠正阴虚火旺状态，自拟“宣氏防惊方”养阴平肝。平湖戈氏儿科著《育婴常语》，提出“纯阳阴虚”之说，认为小儿发育较快乃“纯阳”之体，对阴精需求多，在临证上注重滋阴益气。

小儿体质“稚阴稚阳”，处于生长发育阶段，为“纯阳之体”。金元诸家重视养子之道、关注“小儿热病为多”等，对浙派中医儿科医家临证具有较强的指导意义。

三、金元时期其他儿科医家

金元时期其他的儿科医家也有记载：杭州沈好问，字裕生，号启明，善治儿科，尤精痘疹，曾授太医院判，著有《痘疹启微》。其子允振，字慎伯，传其业。黄岩林恺祖，字景仁，以幼科闻名，相传得神授保婴秘方，患儿得其诊治，无不立愈。四明（今宁波）僧释奉真，号普济，精儿科，民间传其能决患儿生死。《鄞县通志》载：“熙宁中，曾遇一小儿疾亟，瞑而不食，掇掇欲死，使奉真视之，曰：脾已绝，不可治，死在明日……若急泻肝气令衰，则肝可缓，可延三日。越三日，果卒。”

第三节 明清时期——浙派中医儿科的成熟

明代社会安定，经济文化发展，是浙派中医儿科的全盛时期，浙派中医儿科发展日益成熟。如明代浙江医学大家张景岳著《小儿则》2卷，专论小儿杂病，对浙派中医儿科的发展影响深远。另外还有《小儿则古方》1卷、《景岳全书》中尚有《麻疹诠》1卷、《痘疹诠》各1卷。

一、张景岳对浙派中医儿科的影响

张景岳，本名张介宾，字会卿，号景岳，别号通一子，祖籍四川绵竹，定居于山阴（会稽县）（今浙江绍兴）。张景岳是广义易水学派的重要医家，而易水学派学术思想受钱乙“五脏辨证学说”影响较大。其著作《景岳全书》“小儿则”部分集中体现了张景岳的儿科学术思想和治疗经验，对浙派中医儿科影响较大。

张景岳在《景岳全书·小儿则》总论中对小儿的特点提出独特见解。前人皆认为小儿病较难治，景岳认为小儿病较成人易治。一是提出小儿多肺、脾二经病证，病因单纯，“盖小儿之病，非外感风寒，则内伤饮食，以至惊风、吐泻及寒热、疳痫之类，不过数种”；二是提出小儿有易趋康复的病理特点，“且其脏气清灵，随拨随应，但能确得其本而撮取之，则一药可愈，非若男妇损伤，积痼痴顽者之比”。在具体治疗中，张景岳甚至提出外感发热弗药可愈，但令稍暖得微汗出而外寒可解。小儿科古谓之哑科，小儿言语不能通，病情不易测，难求其真。景岳认同这一论述，提出幼科之难在于“辨证之难”，称小儿病为“易治难辨”，是对小儿生理、病理，以及诊疗特点的概括。故景岳提出小儿医首要医技为诊法，只有充分利用诊法，才能辨证准确，药中病本。张景岳重视脉诊，认为“小儿形体既具，经脉已全，所以初脱胞胎，便有脉息可辨”，强调当以脉诊为第一要诊。只要辨别强弱缓急即可，再结合其他诊法，如“望母气”，小儿无证可察之时可诊察父母先天之气以判断，又以察母气为主，并十分注重母子疾病关系，若病因在乳母，则“乳子病，兼治母”。“大抵保婴之法，未病则调治乳母，既病则审治婴儿，亦必兼治其母为善”。景岳在乳儿的多种疾病中，均提及兼治乳母，如内热证有“若乳下婴儿，当兼治其母以调之”，如夜啼的治疗中提及“若乳母郁闷所致者，用加味归脾汤。乳母暴怒者，加味小柴胡汤……”等。在发搐中指出，“小儿白日内搐，亦有因乳母七情厚味所致者，当兼治其母，而以固胃为先，不可迳治其儿也”。

在小儿阴阳学说上，张景岳亦与前人有不同见解，认为阳非有余而阴常不足，故强调虚实之辨，善用培补。如其仲儿初秋忽寒发热，用辛散不但热不退，反致大泻而喘证又起，用人参而泻喘平，热退而愈。又如“腹胀腹痛”条，为虽有积滞，然脾胃不虚则运化以时，何致作胀，若胃气无伤，而腹中和暖，则必无留滞作痛，故治痛治胀必当以健脾暖胃。再如“痞块”一证，世人多有用削伐者，然而景岳却反对用削伐之剂，而主张调补胃气为主，认为“若但知攻痞，则胃气益虚，运化失权，不惟不能消痞，且致脾土亏损则痞邪益横，而变证百出矣。故治此者，当酌其缓急，专以调补胃气为主”。

二、温病学派对浙派中医儿科的影响

（一）浙江地理气候与温病

浙江地处东南沿海，亚热带季风气候区，雨量丰沛，空气湿润；全年气候偏温热，年平均气温 15 ～ 18℃；水资源丰富，年均降水量为 1600 毫米左右，水网密集，有钱塘江、瓯江、灵江、苕溪、甬江、飞云江、鳌江、曹娥江八大水系。杭州还是京杭大运河南段的起点，水系密布，适宜人口聚居，在历史上城镇化发展较早。浙江地形上浙江以山地和丘陵为主，平原相对较少，河流湖泊密布，因此有“七山一水二分田”之说。虽然山地的阻隔不利于文化交流，但在古代，水路是极为重要的交通方式，便捷的水运为吸纳外来学术理论、扩展地域学派影响提供了有利条件。

不同的地理环境、生活习惯与发病特点密切相关，《素问·异法方宜论》指出“东方之域……鱼盐之地，海滨傍水，其民食鱼而嗜咸……其病皆为痈疡”。这里说明先贤已深刻认识到地域特征与发病的密切关系，将地理环境、水土气候、饮食起居等多方面因素与发病特点联系起来。

浙江地处东南，气候温热，地势上以山地丘陵居多，再加上雨量充沛，则多山岚瘴气，易湿邪作祟，易于温热病、湿热病、疫病等流行。温病学派的产生就与地域因素密切相关，江南地区气候多温多湿，与中原北方燥寒不同，温病多发，江浙医家摆脱伤寒学说的羁绊，汲取钱氏清凉开窍之法，并以金元刘完素倡导“六气皆从火化”为开端，创立温病学派，发展出温疫学说、卫气营血学说、三焦辨证学说等，代表医家有吴有性、叶天士、吴鞠通、薛雪、王孟英、雷丰等，由于温病学派有着很强的地域性，主要分布在江浙，所以温病学派清热、存阴等治法在浙地被广泛应用，影响颇深。

朱丹溪为浙江义乌人，其在《格致余论》言：“六气之中，湿热为病，十居八九。”宋室南迁是浙派中医进入蓬勃发展的转折点，而在南宋短短 152 年间，至少有 81 年发生过疫灾，疫灾频度 53.29%，疫灾中心集中在杭州、海宁、湖州、绍兴等城市。考浙江疾病谱，在儿科临床上表现为痧、痘、惊等温热病的流行。浙江有记载的儿科专著 150 余种，其中痘疹类专著就达 90 种左右，如《丹溪治痘要法》《景岳痘疮证治》、滑寿著《麻疹全书》等，且儿科系统专著中对痧痘也多有论述。

（二）清热法对浙派中医儿科的影响

《素问·异法方宜论》云：“一病而治各不同，皆愈，何也……地势使然也。”这里讲地理环境影响发病特点，进而形成具有地域特色的治疗方法。浙江温热病多发，在治疗上也以清热为主。宋室南迁，钱乙的学术思想传入浙江，其清凉开窍之法也为江浙医家采用，再结合浙江地域气候环境条件及人群发病特征，江浙医家对清热之法多有发挥，甚至大放异彩，促进了温病学派、绍派伤寒等在浙江的形成、发展。浙江温热病的流行，具体到儿科上表现为痧、痘、惊等温热病的流行。浙派中医儿科继承钱乙“清凉开窍”的学术思想及江浙温病学派的治疗方法等，形成了善于运用辛凉解表、清热解毒、清凉开窍、清热平肝等清热之法治疗儿科疾病的特点，形成了详钱乙五脏热证、倾河间寒凉之法、倡丹溪滋阴清热、创绍派伤寒新论的特色。

衢州雷氏医学代表医家雷丰为温病学派代表人之一，著《时病论》，开时病研究之先河，以春、夏、秋、冬四时为主线，阐述不同季节外感病的发生发展机制、证候及治法特点，其外孙龚香圃承其医道，专攻儿科，擅治麻疹、水痘，以“六一子”闻名当地，龚香圃十分重视对儿科时病的研究，认为小儿卫外不固，易为风邪所袭，轻者伤风感冒，重者伤寒，又有夹热、夹食、夹惊、夹痰之患，故儿科临证杂病少而时病多，每以时病为多见。龚氏诊治儿科时病，以四时为纲，知时论证，因时制宜，灵活运用六十法，常常取得满意效果，如辛温解表法治四时感冒，辛凉解表法治麻疹欲发未发，清热解毒法治小儿麻疹火毒未清。宣氏儿科第三代传人宣桂琪也十分推崇《时病论》，宣氏儿科以善治惊风闻名杭城，其治惊风也常以解热为先，针刺、内服、外敷等多法合用，速去其热，镇惊止搐。宣桂琪还擅长治疗小儿抽动障碍、多动症，自拟"宣氏抽动方"平肝清热祛风。董氏儿科董廷瑶擅以"开门逐盗"法治小儿热病急症，如治疗乙脑初起发热时，先以辛凉解表，透汗解热，迎头截断，防止传变；若热邪入里，则用药应重，泄其内在热邪，使温毒有出路，常以羚羊角合白虎汤、凉膈散与承气汤并用治疗小儿乙型脑炎重症。对于外感见乳蛾红肿化脓者，则加清热解毒利咽之品，如蒲公英、板蓝根、马勃等。对于小儿热病神昏，则自创熊麝散，有开关夺路之功，奏清凉开窍之效。儿科名家俞景茂对儿科各家学说有深入研究，精研并推崇钱氏理论，认为钱乙是儿科寒凉学说的创始人，临证善用清凉之剂治疗小儿热病，其治小儿高热常用辛凉解表法，并认为银翘散是江浙一带小儿感冒的常用方。

三、明清时期其他儿科医家

明清时期儿科名家众多，如钱塘葛林，字茂林，成化时为太医官。诊疾洞若烛照，著有《杏坞秘诀》1卷。萧山魏直，字廷豹，号桂岩，明嘉靖间人，治痘疹独具心得，所著《博爱心鉴》3卷，以"血气送痘气"立论，认为"痘本于气血，治痘急于扶正抑邪"，主张气血充足，则痘毒轻而易出。慈溪医学家王纶，字汝言，号节斋，明弘治间曾任礼部郎中，后迁右副都御史巡抚湖广，常于公余为民疗疾，著《明医杂著》《本草集要》，有儿科专著《节斋小儿医书》。杭州钱寰，嘉靖御医，因侍太子疾有效，升右通政，《钱塘县志》称其"以小儿医名"。钱塘吴元溟，字澄甫，先世精儿科，治痘奇验，著有《痘科切要》《儿科方要》。杭州任二琦，字瑞庵，系儿科世家，能观患儿啼，即知其痛苦所在。杭州仇凤翔，字敬寰，自幼习医，治小儿病常不用药饵，但视患儿经络所至，手按摩令汗出，病即愈。湖州王中立，精孺婴方脉，其子銮，字文融，尤以儿科著名，集家传经验，著《幼科类萃》38卷，文融之子以勤、曾孙元吉均承其业。长兴朱惠民，字济川，万历间人，撰有《痘疹传心录》《慈幼心传》。海盐石涵玉，字启泰，治痘疹奇效，认为"惊开心窍"，主张使痘随汗泄之，可谓别出心裁。嘉兴徐谦，字仲光，号澄光，治痘擅长清解，主张按五脏所主及经络传变，观形察色诊治，治法着重审证，不偏于攻或补。衢州徐用宣，永乐间人，儿科世医，医宗钱乙，著有《袖珍小儿方》10卷。宁波赵贞观，字如葵，名医赵献可之子，精儿科，撰有《痘疹论》等书，惜已佚。湖州费启泰，字建中，精痘疹，认为痘疹流行与诊治和天时运气关系密切，如泥守古法成规，必贻误病情，著《救偏琐言》10卷。

清代的浙派中医儿科在明朝鼎盛期的基础上，开始形成各种流派和儿科世家。如平湖戈朝荣，字瑞斋，治儿疾多奇效，为“戈氏儿科”创始人，戈朝荣对钱乙之说最为服膺，同时对宋代陈文中的“温热流派”及金元李东垣的“补土学说”也十分推崇，创小儿“纯阳阴虚”之独特见解。其后代亦承其志，迄今历时二百余年，已传八世，代有传人，戈朝荣之子戈恩著《育婴常语》3卷，其孙戈书涛著《遗案五卷》。宁波董氏儿科可追溯至董云岩（1798—1876年），从第二代起专事儿科，经历董丙辉、董水樵、董廷瑶、董维和、董幼祺等多代传承，不断发展壮大，现“董氏儿科”为国家级非物质文化遗产代表性项目。萧山韩氏儿科起源于明末清初，绵延至今。清代嘉庆年间，韩氏儿科第八代传人韩鼎祚，由萧义桥白虎墙迁至城厢大南门苏家潭创建了“韩氏医室”，到韩氏儿科第十二代传人韩寅三，在当地仍赫赫有名，2001年被确定为萧山区名中医，至今仍有韩氏后代从事儿科。余姚杨予桔重视运气与痘科的联系，提出“不明三元甲子与五运六气者，不可以业痘科”之说。绍兴李菩，字东白，号梅山，主张诊治应重视辨别证之虚实和小儿禀赋之厚薄，认为痘内发于脏腑，外应乎气运，需结合五运六气加以辨证，以王肯堂《幼科准绳》为蓝本，撮其要而成《痘疹要略》一书。仙居朱丹山，字载阳，采集各家之说，撰成《麻症集成》，主张麻症无须切脉，只需察形观色，随症应变，即可决其顺逆吉凶。桐乡陆紫箦著《分经察纹法》，专门论述小儿指纹诊断，颇有独到之处。上虞王国器，字君鼎，生当康熙年间，精痘科，治危症若神，凡出痘三日前即能决生死，著有《痘科私存》。宁波李莼舫注重四诊，尤善望诊，每望形体、审官窍、观指纹，即知其病之所在，预知善恶，用药简洁，忌大苦、大寒、大辛、大热及有毒之品，治多奇验。《鄞县通志》载“近数十年来，浙东中医儿科，以李氏为第一也”。桐乡刘恒龙，字兰亭，以用药峻猛名著四方，人称“火药刘”，著有《痘疹全书》《小儿心蕴》等。兰溪吴佩龄，字继鹤，世传儿科，毗邻三县妇孺皆知，立法处方，往往以轻灵收效，著有《秘传家藏幼科》三卷。其子寿堂承其业，自制“化凤丹”治疗小儿外感，收效甚佳。德清胡璞，字美中，善治痘。传其于雍正间托名峨眉山人所授，以种痘术行遍江浙。东阳周显江，精幼科，尝饮友人家，闻妇人哭甚哀，问之，曰：儿死半日矣，显江药之遂苏。其弟显岱辑其遗作《痘疹自得论》。道光、咸丰年间，归安（今湖州市）费养庄精于儿科，著有《幼科金鉴评》《痧疫指迷》等书。天台赵廷海，字兰亭，道光、咸丰间，台州因无痘种而患儿死者相继，廷海数次只身负笈千里，至鄂传痘种，辑有《邱赵牛痘三书》。鄞县陈季桐，赵廷海门人，同治间痘疹流行，陈在鄞设牛痘局施种治痘，活人无算，曾著《牛痘余论》，以补《邱赵牛痘三书》之遗漏。

清代浙江比较著名的儿科世家有：余姚景氏儿科，景氏世居周巷（现划属慈溪），始创者景瑞璇，字佩玉，号朴庵，因治儿疾处剂投丸应手奏效，名震三北，患者襁负提携，医门若市，著《幼科证治真传》。其子景练之，字心丹，号朴堂，亦精儿科，著有《医学知新》。慈溪花墙门吴氏儿科始于明末，传至吴锦赉，已为八世，医名更著。因所居之地称花墙门，故方圆百里皆称其为“花墙门儿科”，素与余姚景氏儿科齐名。嵊县喻氏儿科，始创者为喻恭校，清《嵊县志》称其“居西隅，善医，尤精痘科。邑富室某，延治妾子痘，甚危，获效”。喻氏儿科在当地颇有名气，其七世孙喻晓承医术尤精，对麻、痘、惊、疳等常奏捷效。天台齐氏儿科，始创者齐君镕，字叔皇，以儿科闻名于世。其子石麟，字纯长，尽得其传。康熙四十九年，天台大行痘疫，纯长自制丸药施治，活人甚多。

第四节 近现代——浙派中医儿科的发展

民国至今，浙派中医儿科在学术理论与临床上进一步得到发展，在继承儿科痘疹、惊风等诊治基础上，多有发挥，也涌现出一批儿科名家，他们受西医学的影响，融合新知，不断提高认知水平。新中国成立后，浙江省组建浙江省中医院，汇聚了马莲湘、宣志泉、詹起荪、林钦廉等儿科名家，对儿科的理论和临床的认识更加全面和系统化，更加适应新时代儿科疾病谱的变化，带领浙派中医儿科走向了全面发展又独具特色的道路。

舟山郑莱苏（1876—1942 年），字阿来，原籍镇海县（现镇海区），后居定海县（现定海区），承其叔祖、叔堂训，以医为业，专儿科，强调小儿病应预防早治，常年不辞辛劳奔波于乡村海岛为幼儿种痘，民间呼其“痘痞阿来”。东阳陈永松（1870—1951 年），善治麻疹，名播永康、缙云间。龙泉许银汉（1872—1931 年）而立中举后专攻岐黄，擅长儿科麻疹，著《儿科麻疹辑要》。德清高沚苹（1876—1954 年），世业儿科，技精而名更震，家传花痰散，救治小儿惊风痰热甚效。宁波李张冬英（1876—1943 年），李氏小儿针科当时已相传七世，以小儿推拿针刺配合方药治疗为主，颇具特色，擅长惊风、疳积，以及不乳等新生儿疾病。冬英字奉李氏后，从其翁祖李镜清授李氏世传之小儿针术，尽得其术，悬壶应诊，屡起沉疴，声誉日隆，病家尊称“李老娘”。鄞县吴晓山（1877—1949 年），出身秀才，虽无名师传授，发愤攻读岐黄，终成良医，于瘄疹尤有心得，尝谓：病瘄疹之受害于无识也。于是采撷良方，编成《瘄科指南》一书。萧山孔赏斋，世以儿科名家，时已薪传八世。初悬壶时，因其年轻胆壮，每用大刀阔斧之剂治疗小儿之疾，以致夭折者有之，连八世儿科门帖亦几被捣毁。由此益自责学术粗疏，遂发愤苦读，精研《幼科发挥》结合祖传儿科经验，再悬壶行医，起死回生，医名大噪，后鼎盛一时。绍兴徐仙槎（1881—1954 年），世业儿科，传至仙槎已十二代。其聪颖过人，勤奋好学，15 岁随父习医，尽得其传。悬壶后屡起危症，用药少而精，剂量轻重有方，誉满浙东，著《婴科证治概要》等。瑞安张正佩（1887—1956 年），随父学医，擅长麻、痘科，著有《保名堂麻痘集要》。云和周泳涟（1888—1967 年），师承祖传，擅长麻痘，民国时盛名浙西山区。奉化毛耕莘（1898—1949 年），浙江中医专门学校毕业，擅长麻、痘科，著有《麻疹汇编》。青田陈林呈（1902—1953 年），三代业医，善治小儿痘疹、惊风，乡里有“陈一帖”之誉。

杭州宣振元（1875—1947 年）自学成医，以擅治惊风闻名杭城，创立宣氏儿科，以针刺、推拿治疗小儿急惊风，救人无数。宣振元之子宣志泉为“宣氏儿科”第二代传人，继承振元公针刺推拿之长，又加强中药内服，进一步提高了惊风救治率。至第三代传人宣桂琪继承“宣氏儿科”治疗惊风的精髓，并顺应时代变迁及儿科疾病谱的变化，针对临床新增病种进行深入研究，丰富了流派学术内涵。如今，宣氏儿科第四代、第五代传承人，已不仅限于宣氏家族，除宣桂琪侄女宣晓波之外，还有大批以院校、师徒形式传承的宣氏儿科传承人。

衢州雷氏医学以治疗时病见长，以雷逸仙为始，经历雷少逸（雷丰）、雷大震三代，以《时病论》为学术核心，影响广泛。衢州龚香圃（1892—1987 年），别号“六一子”，继承家学，精于儿科，名震浙西。雷氏医学与龚氏儿科存在传承关系，龚香圃为雷少逸之外孙，受雷氏影响，取百家之长，后专攻儿科，声誉浙西，人称“龚三帖”。龚香圃通过阅读其外祖父雷少逸先生名著《时病论》《医家四要》，融会贯通《黄帝内经》《伤寒论》等经典，灵活运用《时病论》中的六十法，开设中药店“六一堂”，亲自坐堂行医，号称“六一子”。其子龚生四、其徒林钦甫等继承儿科事业。龚生四卒后，其女龚人珏、侄女龚人爱继承其事业。其徒林钦甫后传业于邱根祥等。

新中国成立以后，浙江省组建浙江省中医院，中医儿科汇聚了马莲湘、宣志泉、詹起荪、林钦廉等儿科名医前辈，并培养了一代代的浙江省名中医，如俞景茂、宣桂琪、盛丽先、王晓鸣、陈华、陈健、邵征洋、邱根祥、侯春光等，带领浙派中医儿科走上了更长远的发展道路。

第二章 浙派中医儿科传承

浙派中医儿科有着深厚的历史积淀，孕育出众多的学术流派，如戈氏儿科、龚氏儿科、董氏儿科、宣氏儿科等久负盛名。随着时代的变化、院校教育的兴起，传统的家族师承模式已远远不能满足医学需求，院校传承逐渐占据了主要地位。根据传承模式及形成的特点，浙派中医儿科可概括为两大流派：师承流派和院校流派。

第一节　师承儿科流派传承

浙派中医儿科师承流派传承是以家族传承为主要形式，具有三代及以上家族、师徒传承脉络，且目前在当地乃至全国仍有一定影响的流派，主要包括：詹氏儿科、马氏儿科、平湖戈氏儿科、衢州龚氏儿科、宁波董氏儿科、杭州宣氏儿科等。

一、詹氏儿科

（一）流派起源

詹氏儿科创始人詹志飞与第二代传人詹起翔都是自学成医，以中医儿科为专长，名噪杭城。第三代传人詹子翔更以诊疾甚谨、疗效显著而颇具声誉，被称为杭城“国医”之一。第四代传人詹起荪，在其父严格指教下，自幼熟读岐黄，专擅儿科，尤其对儿科鼻祖钱乙的《小儿药证直诀》及明代著名医家万全的《育婴家秘》等著作深得其要，理论功底坚实。詹氏家族世代专于幼科，逐渐形成了詹氏儿科的临诊学术指导思想。

（二）传承脉络

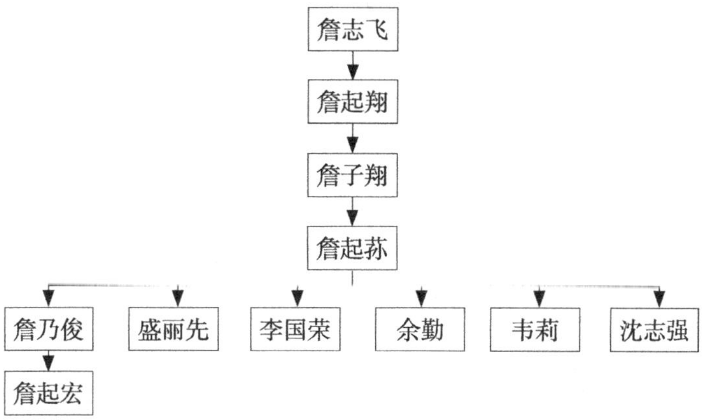

（三）学术特色

1. 诊治儿疾 肺脾为要

詹氏儿科临证将患儿分为肺气虚、脾气虚、肺脾两虚等几种体质类型。如肺气虚体质之患儿平时多汗，易感外邪，即便是风寒感冒也不用荆芥、防风，以免辛散太过而更伤肺气，仅用紫苏梗、藿香、金沸草等微辛微温之品，达微汗即可，外邪表散后必以玉屏风散之类益肺固表以扶助肺卫之气。此外，詹氏儿科对遗尿、肾炎、紫癜、婴儿湿疹等非肺、脾两经之病，辨证治疗也常从肺、脾入手，如急性肾炎浮肿消退后，尿镜检红细胞久久不消，常用桑叶、蝉蜕、连翘、玉蝴蝶、藏青果等宣肺利咽，薏苡仁、茯苓、荠菜花、丝瓜络等健脾利湿而收功；对遗尿患儿，虚者以黄芪、升麻、山药、益智仁、乌药等补益肺脾，升提中气，下病上治，湿热实邪者用藿香、佩兰、陈皮、朴花、车前草等宣上运中，分消清利。

2. 处方用药 轻灵活泼

詹氏儿科处方用药轻灵活泼，适应小儿“脏气清灵”“随拨随应”之特性；轻者乃轻扬而不沉重，敏捷而不笨拙，活泼而不呆滞，清灵而不腻浊；具体用药质宜轻不宜重，味宜薄不宜厚，量宜小不宜大，方宜精不宜杂。如治疗婴幼儿腹泻，詹氏儿科常选质轻味薄的扁豆衣、扁豆花、玉蝴蝶、荠菜花、藿香等，既可宣化气机，升清降浊，亦可拨动胃气，促进药液之吸收，加速腹泻痊愈。如黄芩等苦寒，詹氏儿科认为少量有醒胃之功，其性则动，重用有碍胃之弊，其性则呆，故黄芩一般用 2g。詹氏儿科在配伍中十分注意调畅气机，无论外感内伤，在疏表、清热、豁痰、化湿、消导、补益诸法中无不配以芳香流通之行气药，使气机升降如常，邪去而正安。如治外感咳嗽，詹氏儿科认为肺主一身之气，痰随气运动，气滞则痰聚，气顺则痰消，故在疏表宣肺中必佐以化橘红、炒枳壳、川朴花等行气药，使气道宣畅、咳嗽转松，痰即随之而除；治小儿腹泻常配以玉蝴蝶、陈皮、木香等疏肝理脾行气之品，以复升降出入之常；对脾虚湿蕴引起的消化不良诸疾，则常伍以藿香、制香附、大腹皮等香燥流动之品，使气机调畅，中州斡旋，湿亦随之而化；在补虚时更注意佐以八月札、佛手片等流动之品以防呆滞。

3. 古为今用 不断创新

詹氏儿科师古而不泥古，善于应变，古为今用，不断创新。如治疗癫痫，詹氏儿科博采众长，结合临证，创“定痫豁痰汤”，以天麻、地龙、僵蚕、郁金、当归、白芍、胆南星等为主药，并辅以单方，用朱砂、儿茶各3g，纳入一具猪心，入瓦罐文火炖熟，去渣，将猪心切片，蘸醋吃，每周1只，连服3～4只，总有效率达90%以上。对新生儿阻塞性黄疸，詹氏儿科从小儿脾常不足考虑，在前人清利湿热的基础上，强调脾胃气机升降，发挥脾之健运作用以治黄疸之本，并适当佐以活血之品，使气行则湿化，血行则瘀除，临床常在茵陈汤中加藿香、制香附、大腹皮、川朴花等行气药及当归、红花、丹参等活血药。

二、马氏儿科

（一）流派起源

名医马莲湘先生（1907—1992年），浙江省宁波市奉化县（现奉化区）人，是国内颇负盛名的中医儿科大家。先生自幼诵读经史，14岁起攻读中医典籍，并侍学于家乡名医堂兄马莲仙先生。20世纪30年代马莲湘就读于上海汉医学院中医内科专修班，并经考试获中医开业执照，后设诊于浙江湖州南浔镇。1956年马莲湘应浙江省卫生厅之召赴杭州筹建浙江省中医院，任内儿科医师，后又参加了浙江中医学院（现浙江中医药大学）及院内儿科教研室的筹建工作，继任内儿科教研室主任，1978年被聘为浙江中医学院首批中医学教授和硕士研究生导师，1983年被评为浙江省首批名中医，历任浙江省中医儿科学会顾问、浙江省政协第四届委员会委员。马莲湘教授致力于中医教学和临床工作60余年，学验俱富，桃李天下，其中盛丽先、吴康健、马嘉汉师从于马莲湘教授，他们学以致用，经过自身的努力，在中医药领域取得了卓越成就。

（二）传承脉络

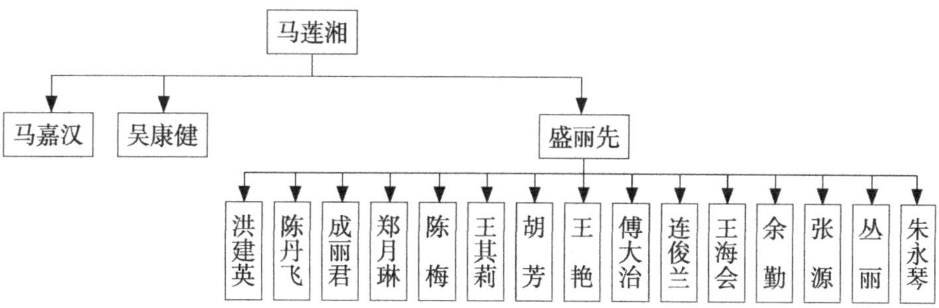

（三）学术特色

1. 斡旋中土治儿病

中土即为脾胃，脾为后天之本，主运化水谷精微，为气血生化之源，小儿生长发育迅速，生长旺盛，对营养精微需求较大，但小儿脾胃尚弱，且不知饮食自节，稍有不慎即易损伤脾胃引起运化功能失调，出现呕吐、积滞、泄泻、厌食等病证。马氏儿科在治疗脾胃系疾病上有自己独特的见解，善用健脾、补脾、消积等法治疗小儿脾胃系疾病。

2. 得心应手用和法

小儿脏腑娇嫩，形气未充，且小儿肺常不足，肺卫不固，易感外邪，感邪后易虚易实，易寒易热。临床儿科常见半表半里、寒热错杂的证型，此时唯和法最为适用。和法在儿科临床采用表里双解法、寒热调和法、攻补兼施法，往往不用大寒大热、大攻大补之药，迎合了小儿稚阴稚阳的生理特点与易寒易热的病理特点，因此马氏儿科在临床中十分重视“和法”，认为“和法”在儿科的治疗法则中地位非同一般。

3. 升清降浊治肾病

马氏儿科在肾病的诊治中坚持两个“结合”。一方面坚持中西医相结合，另一方面坚持辨病及辨证相结合。中医治疗肾病一方面需降浊，令湿浊自小便而去；另一方面需恢复脾的升清功能，使水谷精微能上输于肺，并通过肺的宣发肃降功能布散、濡养全身。

三、戈氏儿科

（一）流派起源

戈氏儿科是平湖著名医学流派，创始于清乾隆年间，迄今历时 200 余年，延传八世，代有传人。戈氏祖籍河南，后随宋高宗南渡，至清乾隆年间，戈朝荣迁居至当湖（今平湖市当湖街道），随岳父一家学习医术，长于儿科，因在戊辰大疫时活人无数而被载入史册。戈朝荣是戈氏儿科的鼻祖。他的后辈如戈恩（少怀）、镜庐，孙子竹圃等，都继承了他的医术，以儿科闻名。戈朝荣五世孙戈菊庄，民国十一年（1922 年）出任平湖医学会首任会长，医学会后改为中医公会，它的成立标志着平湖县（现平湖市）中医活动首次以团体组织的形式出现。戈氏儿科历代以家传为主，直到第六代戈鸣和（似庄），才改变了不收外姓学生的旧例。民国十八年（1929 年）二月，国民党政府实行取缔中医的政策，戈鸣和还与其他中医同人联名上书抗议。第七代传人戈仲裁 1958 年起在胜利乡卫生院工作，1962 年荣获县级“名中医”的称号，除了家族传统的儿科工作外，他也为五六十年代消灭血吸虫病的工作做出了很大的贡献。戈志良先生是第八代传人，他 18 岁上山下乡，“文革”结束后回到平湖，接过了戈氏儿科传承的“衣钵”。

（二）传承脉络

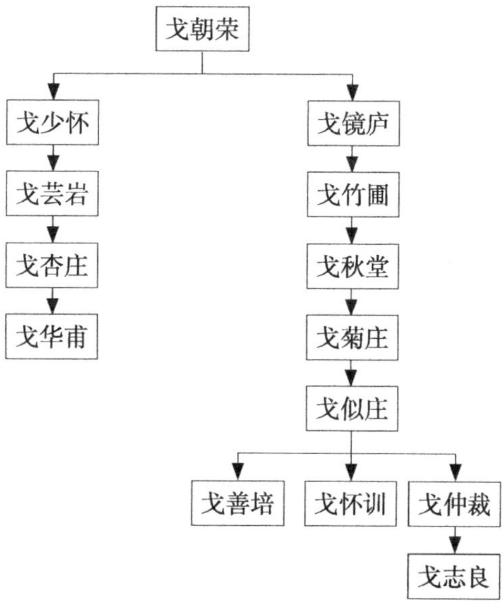

（三）学术特色

戈氏儿科取钱乙之滋阴、陈文中之温热、李东垣之补土而融为一体，辨证施治，治多奏效，并根据小儿体质特点，创“纯阳阴虚”之独特见解。

戈氏儿科的创始人——戈朝荣是一位儒医，对中医理论研究颇深。他博览群书，对各家学说都潜心钻研，其最佩服的是北宋钱乙的学说，尝谓“仲阳化裁《金匮》八味为六味，寓温、凉、收、泻、通、补、开、合之义，深合小儿以脾胃为本而纯阳阴虚，胎火偏旺素质，实开后世小儿医滋阴（泻火）益气之先河”。同时，他对宋代陈文中的“温热流派”及金元李东垣的“补土学说”也十分推崇。比如治疗小儿疳积发热时参照李东垣的理论，学习《内伤余义》“有余不足”及“阴火”的观点，在补虚的方子里加以消导，或佐胡黄连。戈朝荣认为阴虚之热，其热来自阴虚，滋阴则热自退，而“阴火”乃气虚相火乘袭之“火”，益其脾胃气为主，则其火自已。对小儿病治疗，戈朝荣十分重视“气弱”的特点，临床时每投益气之品，如治疗小儿泄泻恒以升脾气、护胃阴，通过这种方法治好了很多患儿，其所用方药也多以吉林人参须、西洋参、扁豆、淮山药、葛根、茯苓、胡黄连等为主。

戈朝荣基于小儿体质的特点，提出了“纯阳阴虚”的观点，认为小儿初生犹如旭日东升，生机蓬勃，发育迅速，是“纯阳”的表现，“纯阳”者禀受先天“纯净之阳”，所以发育快；但小儿对阴精的需求也很多，因而“阴虚”也是小儿体质特点的一面，所谓“阴为味”“味为形本”。《黄帝内经》有“谷不入半日，则气衰，一日则气少”“卫者水谷之悍气”“营者水谷之精气”之旨，人体内外一身之气，赖后天之充实、涵养，小儿乳食未充，尤应注意其气之生养，不可过用，但也不可太偏温热。

戈氏儿科除了创立“纯阳阴虚”的理论外，还十分重视小儿先天，强调优生优育。他们指出，小儿疾病的多寡，常受父母健康的影响，某些疾病还与父母养生有关，所以主张“优生”“若父母不明优生节欲之道，则阳多羼杂，每遗毒胎儿”。因此，戈氏儿科临诊时都会详细询问患儿父母的体质状况、母体怀孕养胎时的情况，由此来洞察推断患儿的先天情况。戈朝荣之子戈恩为此专著《育婴常语》一书，教导如何优生优育。

四、龚氏儿科

（一）流派起源

衢州雷氏医学以治疗时病见长，雷氏医学与龚氏儿科存在传承关系，雷氏医学以雷逸仙为始，经历雷少逸（雷丰）、雷大震三代，以《时病论》为学术核心，影响广泛。龚香圃为雷少逸之外孙，受雷氏影响，取百家之长，后专攻儿科。1923年衢州麻疹、天花病流行时，龚先生不幸痛失爱女龚湘云，悲恸之余，发奋立志专攻小儿科，声誉浙西，人称“龚三帖”。龚香圃通过阅读其外祖父雷少逸先生名著《时病论》《医家四要》，融会贯通《黄帝内经》《伤寒论》等经典，灵活运用《时病论》中的六十法，不断提高临床水平，开设中药店“六一堂”，亲自坐堂行医，号称“六一子”。龚香圃先后授徒刘素梅、刘宽成、胡梅雪、祝嵩年、刘如芬等12人。其子龚生四，徒儿林钦甫继承儿科事业。龚生四卒后，其女龚人珏、侄女龚人爱继承其事业。其徒林钦甫后担任衢州市中医医院首任院长，传业于邱根祥等。雷氏医学从龚香圃以来专攻儿科，已有四代。同样地，龚氏儿科也已逐渐向院校师承方向转变，龚香圃之徒林钦甫是衢州市中医院首任院长，为龚氏儿科第二代主要继承人之一，林钦甫之徒邱根祥为龚氏儿科第三代主要传承人之一。

（二）传承脉络

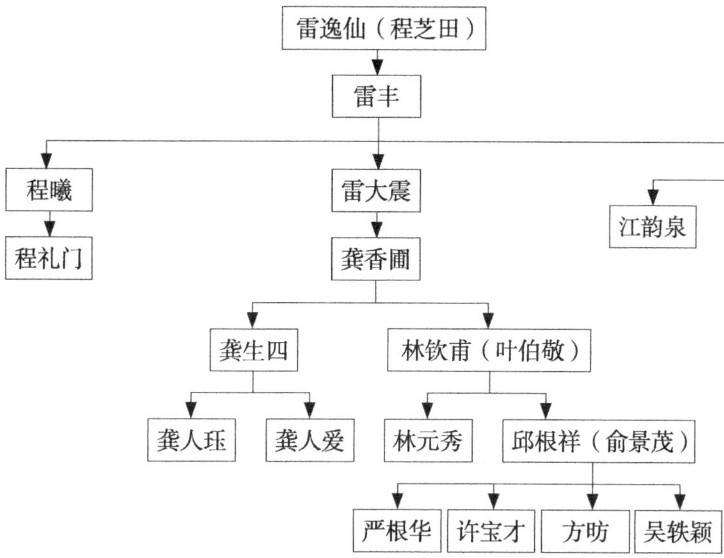

（三）学术特色

1. 求古人之训，承雷氏衣钵

《医约补略·王序》曰："龚香圃君，少逸之外孙也。研究医学有年矣，如黄帝灵素、越人问难、叔和脉学、孙思邈之千金、张仲景之伤寒金匮，颇有心得，以及张子和、刘河间、朱丹溪、李东垣诸名家各医书，亦无不淹贯精通。故凡求诊者，咸称其有回春之妙焉。"由此可见龚香圃对传承经典的重视。他不仅勤求古训，还致力于传承其外祖父雷少逸的学术思想，对儿科时病的认识及诊治在很大程度受雷氏影响。先生视雷氏《时病论》《医家四要》《逸仙医案》等著作为珍宝，立为家传必学之书。先生诊治时病，遵循雷氏六十法，风、寒、暑、湿、燥、火六淫之病无所不论，汗、吐、下、和、温、清、消、补无所不用，常常取得满意效果。龚香圃治疗小儿时病，处处窥见雷氏学术思想，如辛温解表法治四时感冒，辛凉解表法治麻疹欲发未发，清热解毒法治小儿麻疹火毒未清。

2. 小儿生理嫩阴嫩阳，治时处处护阳滋阴

龚香圃认为小儿为稚阴稚阳之体，阴阳均处于幼芽状态，也称"嫩阴嫩阳"，故俗名"芽儿"。龚香圃不认同"小儿为纯阳之体"的说法，认为纯阳就是有阳无阴，是孤阳。阳有余，说明小儿生机蓬勃、发育迅速，故相对而言，小儿之阴血常处于不足的状态。龚香圃临证70余年，认为小儿为稚阴稚阳之体，阳有余而阴不足，小儿发病大多为热证，虽有寒证先发，终而必从热化。

这与《黄帝内经》所谓“阳胜则热”的理论相吻合。

3. 诊断宜四诊合参，望诊是重中之重

由于小儿大多不能言语或者不能准确表达，故以望诊为首要，龚香圃通过望神色和审苗窍，并结合闻、问、切诊察疾病。审苗窍是龚香圃望诊的重要内容，包括观察舌、唇、目、耳、肚脐、指纹、二阴等。龚香圃会通过听小儿啼哭声判断小儿元气之盛衰，啼哭末了必有尾声者为正常，病后哭如鸦声且无尾声乃不祥之兆，为元气将极之象，当慎之。龚香圃也会通过按囟门判断疾病虚实，囟陷则为虚证，囟填则为实证、火毒热证。

4. 治未病是关键，护脾胃乃根本

龚香圃认为五谷属胃，故脾胃为仓廪之官。水谷精气之散发，全赖脾气之升。脾主升，胃主降，升降正常，则精气升，糟粕降。脾能散精，宣五谷味到周身以充肌润肤，营养脏腑，人体肌肉才能壮实，脂肪才能丰满。龚香圃主张小儿喂养当处处顾及脾胃。如其治小儿吐泻，共用36方，寒热补泻，处处不离“小儿脾常不足”之总旨。

5. 临床治疗善用成方，师古不泥辨证化裁

龚香圃博采众家之长，合仲景、金元四大家、万密斋及近代诸家之学，并根据自己的临证经验，总结出儿科常见病20证，每证都有一类成方备用，如四时感冒方8则，小儿疳积常用方11则，吐泻方36则，温病方25则。

6. 注重胎期调护，强调优生优育

新生儿的很多疾病与孕妇的胎养和产期的长短有密切的关系，特别是新生儿呕吐、吐乳、脐风等疾病，可由妊娠期营养不足、产期时间过长、胎儿吃羊水过多等诸病变生。根据龚香圃多年的临床经验，怀孕5个月开始服用傅青主的保产无忧散，每月服4帖，一直到临产月为止，可以防止难产、缩短产程，从而预防小儿发育不良、新生儿吐乳、脐风等发生。

五、董氏儿科

（一）流派起源

董氏儿科是国家级非物质文化遗产代表性项目，海派中医儿科的主要流派，至今已有二百多年历史，其门生遍及全国，医术名蜚海内外。他们的学术思想和临床经验，深得同人和百姓认可，特别是第四代传人董廷瑶教授。董教授创立了一整套中医儿科理论体系和诊疗方法，为全国首批名老中医、原上海市中医文献馆馆长，被誉为当代中医儿科泰斗。现董氏儿科成立了非物质文化遗产传承研究基地，全国、上海市及浙江省名老中医药专家传承工作室，“海派中医流派传承研究基地——董氏儿科”基地，诊疗研究中心等学术传承、研究传承的平台。董氏儿科流派中 4 人享受国务院政府特殊津贴，3 名全国老中医药专家学术经验继承工作指导老师，1 名省级国医名师，4 名省级名中医，先后有 1 名任首届中华中医药学会儿科分会顾问、2 名任儿科分会副主委等。

（二）传承脉络

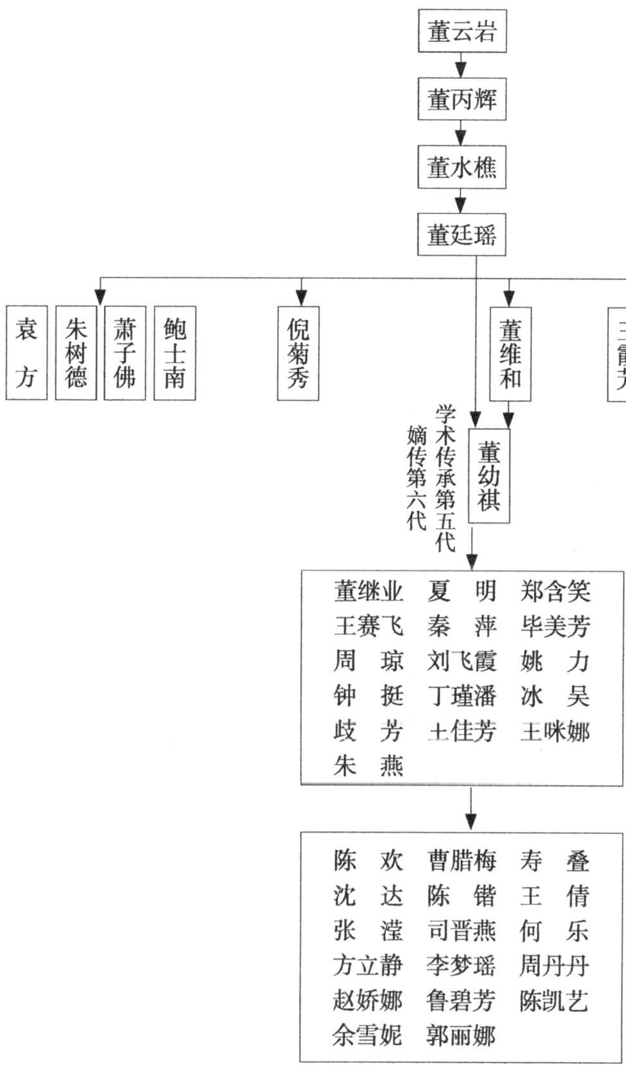

（三）学术特色

1. 推理论病，推理论治

董氏儿科的学术思想主要体现在“推理论病、推理论治”上。所谓“推理论病”就是根据天、地、人，即外界自然和身体内在的因素来分辨致病的真正原因。所谓“推理论治”，就是在辨别致病原因的基础上明确疾病发生的机制，制定出治疗的原则。所谓的“理”，有生理、病理、脉理、舌理、方理、药理等，这些“理”包含了中医认识人体疾病和诊治的规律。董氏儿科临床上在“推理论病、推理论治”的思想指导下，解决了许多儿科疑难之证。

2. 临证辨治，九点为要

临证辨治之九点即明理、识病、辨证、求因、立法、选方、配伍、适量、知变。如小儿在高热病中，阳气微而邪向内陷，当于正不胜邪而出现危脱时运用温阳扶阴之法，可以收到扶正不助邪、祛邪不伤正的效果。

3. 诊儿察病，望诊为首

董氏结合临床，主要从以下几个方面加以辨识和掌握：面首部位、颜色主病；望色生克，审知顺逆；视色上下，四诊合参；望舌辨苔，知邪所在；察其体相，知儿强弱；视其病象，辨别病邪。

4. 调治儿病，注重脾胃

结合前人经验，董氏儿科提出了“小儿先天强者不可恃，若脾胃失调仍易病；先天弱者勿过忧，若调摄（脾胃）适当强有望”的指导思想，并贯穿于整个临床之中。调补脾胃上，切忌呆补、蛮补，应掌握通补润燥之配合，在益气滋阴时佐以通利助运之品。

5. 外感热病，择途逐盗

中医治疗外感热病有多种办法，且疗效显著。董氏根据热病的发病规律，结合多年的临床经验，总结出对外感热病的治疗必须以择途逐盗为要。董氏临床救治小儿多种热病急症，既从伤寒六经辨，又可从三焦温病论治，使识病有定法，疗疾有主方。

六、宣氏儿科

（一）流派起源

宣氏儿科创始人宣振元，本以剃头为生，随父学技时常运用针刺、按摩、拔罐等技法，并发现此类技法亦对小儿高热有良效，随后对医学产生兴趣，便自学中医经典。彼时杭州有着浓郁的中医药文化氛围，胡庆余堂、回春堂等颇为有名，振元先生便经常向有经验的大夫学习，后拜师曹南堂专攻儿科，以针刺、推拿治疗小儿急惊风，救人无数，逐渐形成“宣氏儿科”。宣振元之子宣志泉为“宣氏儿科”第二代传人，继承振元公针刺推拿之长，又加强中药内服，进一步提高了惊风救治率。至第三代传人宣桂琪，不仅继承发扬了“宣氏儿科”治疗惊风的精髓，而且在理论上探索创新，顺应时代变迁及儿科疾病谱的变化，针对临床新增病种进行深入研究，丰富了宣氏儿科流派学术内涵。如今，宣氏儿科传承人已不仅限于宣氏家族。受西医教学模式影响，传承方式已逐渐向院校师承方式过渡。除宣桂琪侄女宣晓波之外，还有大批以院校、师徒形式传承的优秀传承人，如陈健、陈祺等。

（二）传承脉络

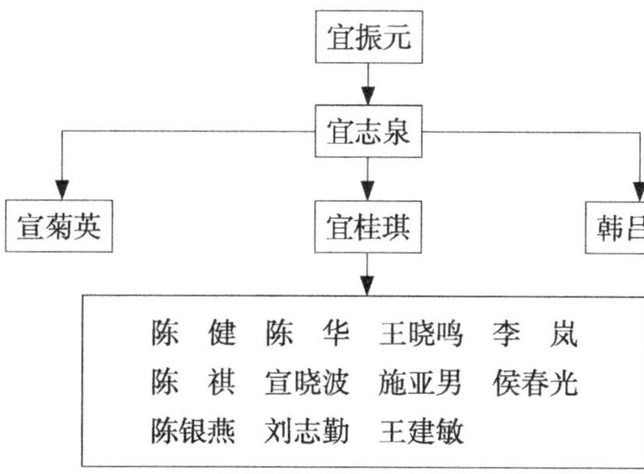

（三）学术特色

宣氏儿科以善治惊风闻名，流派学术观点可归纳为：治儿病，需知调气；治外感，祛邪务净；治杂病，重调治，宜扶益，少滋补；治急惊贵当神速，治慢惊分清病机。宣氏儿科每一代的传承人都在前人的经验基础上，顺应时代变迁及儿科疾病谱的变化，从而各有特点。

创始人宣振元先生提出：治急惊贵在神速，标本同治，形成了集针刺、放血速去其热，推拿、按摩息风解痉，喷鼻外用、取嚏开窍，继而内服中药的综合疗法，从而减少惊厥对脑的损伤。宣振元结合绍派伤寒之特点，创制“宣氏镇惊汤”作为急惊风的基础方，并随症加减，大大提高了急惊风的疗效。针刺放血速去其热，推拿、按摩息风解痉，喷鼻外用、取嚏开窍，为治疗高热急性传染病的有效方法。

第二代传人宣志泉在继承振元公针刺、推拿等外治法的基础上，治疗急、慢惊风时加强了中医内治法辨治，特别是烈性传染病引起的惊厥昏迷，如乙脑、流脑、结核性脑膜炎、各种败血症等，极大地丰富和发展了宣氏儿科的学术内涵。宣志泉尤其推崇《时病论》六十大法，认为六十大法可通治时病，化裁也可治杂病。同时，宣志泉衷中参西，是浙江省中医界首批尝试并总结西医辨病、中医辨证相结合的中医前辈。

第三代传人宣桂琪，不仅继承发扬了宣氏儿科流派学术精髓，而且在理论上探索创新，顺应时代变迁及儿科疾病谱的变化，针对临床新增病种进行深入研究，丰富了宣氏儿科流派学术内涵。对于高热惊厥患儿，从调理体质、消导积滞、活血祛瘀入手进行防治，可获得良效。

第四代传人宣晓波，主要从事热性惊厥的防治，对多发性抽动障碍、多动症、癫痫等神经系统疾病，以及哮喘、厌食、婴幼儿腹泻等儿科常见病、多发病开展了具有宣氏儿科流派特色的诊疗工作。

第二节　儿科院校教育与名医工作室建设

随着我国卫生事业的不断改革发展，传统的家族师承模式已远远不能满足目前的医学发展模式及社会需求。院校教育与师承教育已成为当今医学流派传承的主要形式，院校教育为大批中医人才的培养创造了条件，对中医药学术的传承与发展发挥了积极的作用，而名中医工作室是目前院校师承工作中最主要的载体和传承形式。

一、院校教育

浙江地处中国东南沿海，风景秀丽，人杰地灵，历史悠久，有史前的良渚文化、马家浜文化、河姆渡文化，后来的吴越文化、宋韵文化、江南文化等。深厚的文化底蕴，发达繁荣的经济，也孕育了丰厚的浙江中医药文化。浙派中医拥有清末以前有案可查的中医药著作1800多种、有史可考的名医1700多人，浙派中医学派纷呈，为中医学的发展做出了巨大的贡献，也为后辈留下了极其宝贵的遗产。浙派中医儿科根植于此土壤中不断发展壮大，中医儿科的院校教育事业在老前辈们的艰苦开创下，通过一代代的传承创新，不断躬耕培植，结出累累硕果，桃李海内外。

（一）建立中医学院，开创儿科教学

1. 建院前身，中医儿科教育伊始

新中国成立以后，在党的殷切关怀下，中医药事业迎来了发展的大好时机。1953年6月浙江省中医进修学校成立，它是浙江中医学院的前身，学校位于杭州市保俶路，当年即招生110人，其中开设的中医学术研究课由董志仁、何任、李汝鹏、王幼庭、邵南棠、詹起荪等老师授课。

1956年下半年浙江省中医进修学校迁入杭州市庆春街原浙江大学旧址内，逐渐引进了一批优秀中医人才，加强师资队伍建设，其中就有马莲湘、林钦廉

先生，由他们担任中医学及中医儿科的教学工作。得益于这些中医名家们的加入，浙江省中医进修学校的教学工作顺利开展，在 1953 年 6 月至 1959 年 6 月办学 6 年间，浙江省中医进修共办了 8 期中医进修班、2 期中医师资班，结业学员共 739 人。浙江省中医进修开设课程以中医课程为主，主要课程有中国医学史、内经、伤寒论、金匮要略、温病学、药物方剂、中医诊断学、中医内科、中医妇科、中医儿科等，同时设专题报告课及必要的西医基础课程和政治理论课。

浙江省中医进修学校在 6 年的办学过程中，确定了校址，培养了师资队伍，制定了教学计划，加强了教材的建设，添置了教学设备，积累了办学经验，为浙江中医学院的诞生奠定了基础。其间，詹起荪、马莲湘、林钦廉等先生也开启了中医儿科的院校教育工作，为浙江中医儿科学的院校教学发展奠定了坚实的基础。

2. 建院之初，中医儿科教育起步

1959 年 6 月浙江中医学院正式成立。同年 8 月首批中医本科大学生招生工作顺利进行，招收了 120 人，学制为 6 年。教师由原浙江中医进修学校的师资和浙江省送上海中医学院、南京中医学院进修回来的同志组成，初步形成了一支由中医各学科教师组成的中医师资队伍，省卫生厅还调集了一批西医基础课、公共基础课的教师来院工作，由此形成了浙江中医学院最初的教学团队，并组织编写了临床迫切需要的《温病条辨白话注解》《中医内科手册》《中医妇科手册》《通俗针灸手册》等专著。其中中医儿科在马莲湘、詹起荪等教师的努力下，组织编写了《中医儿科手册》，并于 1959 年 12 月由浙江人民出版社正式出版。全书共有四章：第一章为概述，论述了儿科发展概况及小儿诊察概要；第二章为初生儿病证，包括不乳、吐乳、胎黄、二便不通、脐风等 9 个病证；第三章为一般常见疾病，包括儿科伤风、咳嗽、肺风痰喘、哮证、疳证、呕吐、腹泻、惊风、水肿、遗尿及麻疹、水痘、百日咳等时行疾病，共 33 个病证；第四章为鸡胸龟背、五软、五硬、解颅等特殊疾患。《中医儿科手册》中每个病证从病因、病证、治疗、附方、按语五个部分进行论述，言简意赅，在当时教学资料匮乏的年代，不失为一本临床实用型学习中医儿科学的参考用书。

（二）成立儿科教研室，完善教学功能

1. 成立教研室，全面开展教学工作

浙江中医学院经历了与浙江医科大学（现浙江大学医学院）的分分合合，

以及动荡岁月后，1977 年全国恢复高考统一招生制度，浙江中医学院招收了中医专业本科学生 200 人。根据教育部《全国普通高等学校暂行工作条例》的规定精神，结合学院发展规划的要求，为了更好地组织教学和科研工作，学院建立了马列主义、体育、外语、医古文、中医学基础、中药方剂学、中医内科学、儿科学等 19 个教研室，以及肿瘤、中药等 4 个研究室。

儿科学教研室建立之初，由詹起荪、马莲湘、吴康健、林巧明、邓云鹰等老师承担中医儿科的教学工作。1978 年 9 月，儿科学教研室正式设立，由马莲湘任主任，吴康健任副主任。1981 年 5 月，俞景茂老师自中国中医研究院（现中国中医科学院）中医学专业硕士研究生毕业后，分配至学院儿科学教研室工作。1982 年 7 月，盛丽先老师硕士研究生毕业后，留校在学院儿科教研室工作。后又有詹乃俊、余勤、陆章华等老师陆续加入儿科教研室工作，儿科学的教学力量逐渐加强。其中，余勤师从国家级名老中医詹起荪教授，硕士研究生毕业后曾在儿科教研室工作多年。李岚师从俞景茂教授，硕士研究生毕业后，留校任教至今，后又有丛丽、任昱、王艳、陈梅等老师加入中医儿科教研室队伍。

2. 完善教学体系，优化教学功能

（1）开展多层次教学

党的十一届三中全会后，教师的教学热情、为国家培养人才的热情高涨，教师们认真细心培养学生，提高课堂教学质量。詹起荪、马莲湘二位老教授亲自上讲台，多上课，上好课。为提高儿科教学的直观性、改进教学方法、增加学生学习的兴趣，教研室老师自行设计教学挂图、绘制图表、制作幻灯片教学。1984 年，自 80 级学生开始学院开设了中医儿科兴趣小组，教师们利用休息时间为学生授课，深受学生好评，为中医儿科培养了人才。

1978 年，经国务院学位委员会批准，浙江中医学院成为全国首批招收和培养硕士研究生的高等中医药院校。1981 年，中医儿科学成为全国首批硕士学位授予专业，从而开启了中医儿科硕士研究生的招生及培养工作。1979 年 9 月，盛丽先考入浙江中医学院攻读中医儿科学硕士研究生，系首位浙江中医学院培养的中医儿科学硕士研究生，马莲湘、詹起荪教授为她的指导老师，经过 3 年学习，盛丽先于 1982 年 7 月硕士研究生毕业后留校任教，后担任中医儿科教研室主任，为浙江中医学院中医儿科学的教育事业做出了很大的贡献。

鉴于浙江省内各县中医院先后建立，中医儿科诊室与病房的普遍开设，中医儿科医师的理论水平急需进一步提高，为了适应省内儿科工作的需要，提高中医儿科医师的基础理论水平和对儿科常见病、多发病和部分急诊患者的独立处理能力，浙江中医学院开展了多种形式的成人中医高等教育。如1983年起开展了《中医儿科学》的函授教学工作，在杭州市、嘉兴市、湖州市、金华市、绍兴市和萧山县（萧山区）均设立了中医函授辅导站，由吴康健、俞景茂、盛丽先等老师下地方函授站进行授课。自1985年起，学院儿科教研室受卫生厅等委托举办浙江省中医儿科进修班，儿科教研室为进修班制订了详细的教学计划并派一名老师担任班主任工作，开启了中医高等成人教育工作，成效显著，为浙江省培养了众多儿科新苗，活跃于各地儿科临床。1985年，学院儿科教研室抓住社会需求信息，不失时机，创办了中医儿科刊授，成立了中医儿科刊授中心，编写了适合自学的教材，每年完成1000余名中医儿科爱好者的刊授，开辟了中医儿科爱好者的自学之路，提高了教师医教研的水平，深受专家的好评和社会欢迎，大大提高了浙江中医学院儿科教研室在全国的地位。

随着改革开放的不断深入，世界各国想了解中医、学习中医的人员日益增多。浙江中医学院儿科教研室也逐渐开展了对外交流的教学工作，如1991—1992年，来自美国波士顿的雪莲来浙江中医学院进行为期5个月的短期进修，儿科的中方带教老师为俞景茂及宣桂琪。此后有来自韩国、瑞士、以色列、澳大利亚等国的留学生，儿科教研室为他们制订了详细的《中医儿科学》教学日历。1997年10月，意大利奥斯塔省邀请浙江中医学院前去学术交流，在肖鲁伟院长的带领下一行五人前往意大利讲学。俞景茂教授代表学校做了题为“中医学的基础与应用”的学术讲座，并表演了简化太极拳。2001年王本突老师作为援外医疗队成员赴非洲马里进行为期730天的援外医疗工作。2004年9月—2005年8月罗荣泉老师赴香港大学讲授《中医儿科学》课程。

（2）完善教学基地建设

由于最初没有附属医院，为了提高教学质量、开展临床见习，吴康健、林巧明、邓云鹰等老师多次去浙江省儿童保健院（现浙江省儿童医院）、浙江省中医院联系工作，克服重重困难，在1979—1980年安排了199名学生的临床见习，让学生们顺利完成了临床见习任务。

1980年12月，浙江省人民政府教育卫生体育办公室正式发文将浙江省中医院划归为浙江中医学院，成为学院的第一家附属医院。为了更好地培养人才，做好临床实践工作，浙江中医学院儿科教研室与附属医院科主任开启了互相兼职的工作模式。在1981年10月，任命戴求是同志兼任儿科教研室副主任，吴康健同志兼任附院儿科副主任；1984年6月，陈蓉蓉同志任儿科教研室副主任兼附院中医儿科副主任，温敬中同志担任附院西医儿科副主任。因此，浙江省中医院儿科中西医力量都相当雄厚，中西医协同配合，不仅提高了救治患儿的疗效，而且为医教结合、培养中西医儿科人才打下了良好的基础。

此后俞景茂、张九成、盛丽先、董勤、陈祺、丛丽、张源、陈玉燕、李岚等同志先后担任儿科主任或副主任，并兼儿科教研室主任或副主任，从而实现了真正的医教一体化，深入做好了医教结合工作。教研室老师开展门诊、查房、管理住院患者等医疗工作。医编教师互相听课，取长补短，提高了授课技能，结合临床为同学们认真上好每一堂课，课堂更加生动，大大提高了教学质量，使教学工作实现了长足的进步。其中俞景茂、盛丽先教授为中医儿科的教学工作做出了突出的贡献，连续多年获得学校优秀教师称号。陈华作为医编教师，在担任附属医院医教科科长期间，非常重视教学，积极推进医教一体化工作，使医教工作深度融合。

《中医儿科学》作为临床课程，面对学生人数日益增加的局面，除在浙江省中医院开设临床见习基地外，学校纳入杭州市中医院、杭州市红十字会医院作为儿科课间临床见习的教学基地，几家医院儿科均有病房和门诊，儿科诊疗仪器设备先进完善。课程将《中医儿科病案书写》《儿科体格检查表》《临床基本操作技术》《中医儿科手册》等作为儿科临床见习的指导书籍。临床见习课程的带教师资雄厚，学生在见习中完成了独立采集病史、书写住院或门诊病案、进行儿童体格检查等临床操作，增强了学生的感性认识和动手能力，为毕业实习和日后学习打下了良好基础。此后学校又纳入嘉兴市中医院、温州市中医院、温州市中西医结合医院、宁波市中医院等作为床边教学基地。

（3）加强实践教学

2008年，浙江中医药大学临床技能教学实验中心（妇儿模块）获省属高校实验室建设项目，购置了小儿心肺复苏、气管插管、腰穿、骨穿、胸穿等模拟教具，有助于学生在儿科示教课练习操作，提高动手能力。通过模仿训练，学生初步掌握操作程序，然后再通过见习、实习等实践环节，使技能操作逐步得到加强，并进一步规范化。这一系列的教学提高了教学效果和教学质量，对学生实践应用能力的提高起到了切实的促进作用。

临床带教一般采取1∶3的带教比例，有效并进行多种形式的讲解。除每天带教教师的讲解外，实习阶段还会定期安排专题讲座每月3～4次、教学查房每月1次、中医病例讨论每月2次，以及疑难病例的讨论每月1次。通过实习，学生熟悉了小儿病史采集和小儿体格检查特点，加强了动手能力，基本掌握了儿科常见病、多发病的中西医诊疗常规，学校也通过开展实习教学培养学生逐步形成了中医辨证思想体系，逐步引导学生建立自主思维，培养了学生对医疗工作的责任感和独立工作意识。另外，实习阶段也会注重对学生进行人文教育，使学生尽快适应医院环境，并学习如何协调医患关系。对于规培学生，教学中会结合教学大纲，基于不同年级的规培学生给予不同的带教内容及方式，从而提高教学质量，努力培养具有较高综合素质的复合型人才。

（三）充实师资队伍，加强人才建设

1. 充实师资队伍

近年来教学层次不断增多，学生人数逐年增加。以 2022 年为例，该年度本科、硕 / 博士生、成人教育、小讲课及教学查房、留学生等各层次的教学工作，总时数近 1000 课时。其中，仅本科开设中医课程的班级及专业就有直博班、中医学八年制、中医学八年制何任班、中医学本科、床边教学班、临床医学专业、医学影像专业、康复专业、儿科专业等，中医儿科教研室承担《中医儿科学》《儿科学》课程主讲任务；参与《中医临床各科导论》《中医临床思维训练》《儿科各家学说及应用》等课程的教学任务；所有教编、医编老师均参加教学，真正做到了医教一体化。在教学压力不断加大的情况下，儿科教研室非常注重教学质量，牢牢树立以学生为中心的教学理念，内强素质、外树形象，力求突破，争创一流，狠抓教学质量，强化教研室教学管理，确保全年无教学差错事故出现。2006 年中医儿科教研室获浙江中医药大学优秀示范教研室。此后中医儿科教研室多次被学校评为先进教研室，并于 2019、2020、2023 年被附属医院评为住院医师规培优秀带教科室。

为规范研究生培养，自 1985 级研究生起学校制订了详细的中医儿科专业硕士研究生培养计划。1992 年中医儿科学硕士点被浙江中医学院列为校级重点学科点，并进一步被列为浙江省高等学校重点学科点，由詹起荪担任学科带头人；1995 年经国家教委批准，浙江中医学院被列为向中国香港、澳门、台湾招生的硕士点之一；1998 年经国务院学位委员会批准浙江中医学院为博士学位授予单位后，开始招收在职儿科学位博士研究生；2000 年，据教育部教高〔2000〕5 号文，学院设立七年制中医学专业，《中医儿科学》由俞景茂、李岚负责讲授，此后开始招收七年制的中医儿科硕士研究生。

1998 年 4 月根据《浙江中医学院硕士生指导教师的审批规定》，浙江中医学院学术委员会召开会议，重新确认和审批通过第一批、第二批硕士生指导教师，俞景茂、盛丽先老师为重新确认和审批通过的第一批硕士生指导教师。此后教研室先后有多名教师成为硕士生导师，如王晓鸣、董勤、陈华、余勤、陈

玉燕、朱永琴、丛丽、王远照、陈健、李岚等。杨季国、董幼祺、洪佳璇、邵征洋、邱根祥、桑杲等非第一临床医学院的教师也加入中医儿科硕士研究生培养的队伍。

2. 加强师资队伍建设

中医儿科教研室实行全员双师制：所有教师均参加附属医院工作，经考试全部取得医师执业证书；所有医师均需参加学习培训，通过考核，取得教师资格证，方能进行授课。中医儿科教研室目前共有人员42名，有全国老中医药专家学术经验继承工作指导老师3名，省级国医名师2名，省级名中医6名；主任医师10名，副主任医师6名；博士生导师1名，硕士生导师5名；博士5名，硕士32名，硕士以上人才37名，占比88%。中医儿科教研室已形成以中青年医师为主，老、中、青相结合，中、西人才相结合，年龄结构合理，临床能力扎实，技术水平精湛的教学团队。尤其是教研室在浙江省中医院钱塘院区发展培养青年教师，为钱塘院区床边教学的顺利开展提供了有力的保障。中医儿科教研室依托名老中医资源，采取“群师带群徒、师生共临床”运行模式，开展多层次学术经验传承交流及师承活动。李岚教授连续多年为浙江省中医住院医师规范化培训骨干师资培训班进行“如何开展中医病例分析及教学查房”培训，受到培训教师们的好评。中医儿科教研室平时注重教师的师德师风教育，全面实施“课程思政”教育教学改革，深入挖掘课程思政元素，将思政融入《中医儿科学》的课堂教学。在学校督导的基础上，教研室实行三级听课制度，倾听学生评议，并及时反馈。

中医儿科教研室积极鼓励年轻教师参加其他院校及包括其他专业在内的多种形式的观摩教学，提升教学能力；鼓励年轻教师进行继续教育，参加各种形式的短训班，及时了解本学科新动态。虽然教研室的主要成员都已经具备硕士学位，教研室仍然鼓励青年教师攻读博士学位。

中医儿科教研室鼓励教师参加各类教学比赛，以赛事促进教学水平的提升，并取得了一些成绩：李岚在2008年获浙江中医药大学第一临床医学院青年教师教学技能比赛一等奖，浙江中医药大学青年教师教学技能比赛优胜奖；2015年获浙江中医药大学教师教学技能竞赛二等奖；2015年获浙江中医药大学第一临床医学院中青年教师教学技能竞赛二等奖。王其莉获2023年浙江中医药大学第一临床学院青年教师教学技能竞赛一等奖。吴燕、陈梅老师曾获浙江中医药大学第一临床学院中青年教师教学技能竞赛三等奖及优胜奖。

（四）加强课程建设，开展教学改革

1. 加强《中医儿科学》课程建设

为加强《中医儿科学》课程建设，教研室先后完成了浙江省精品课程、《育儿真经》慕课及研究生《中医儿科学研究进展》慕课的建设。

2007年《中医儿科学》被列为省级精品课程，并在董勤、盛丽先教授的指导下，由李岚和任昱作为主要建设者，完成了《中医儿科学》的网络课程建设。教研室充分利用当时的多媒体技术，制作了大量的优秀视频作为多媒体课件，同时购置了部分相关教学课件，开通网上教学，并上传了自我测评等试题，供学生自学使用。教研室利用多媒体直观化的特点，加强了学生对所学知识的理解，增强了学生的学习兴趣，改善了教学质量。在此基础上，李岚教授进一步建设的《中医儿科学》网络课程于2015年顺利通过浙江中医药大学网络课程评审。

2020年教研室积极开展了《育儿真经》慕课建设，《育儿真经》成为浙江中医药大学第一临床医学院中医儿科教研室为在校大学生开设的一门通识课程。该课程以"十四五"规划教材《中医儿科学》作为参考教材，邀请了本学科全国知名教授、名老中医俞景茂、宣桂琪、盛丽先、陈华、陈健等一同参与教学设计和相关知识的讲授和研讨，充分发挥学校中医儿科专业特色与突出浙派中医儿科的特色优势。本课程不仅面向中医和西医专业的在校学生，同时课程配有英文字幕，也适合海内外广大中医儿科从业人员及爱好者学习。《育儿真经》慕课是受益面广、普适性强的通识教育类课程，深受学生们的喜爱，于2022年获评浙江省级一流线上课程。

为了适应研究生的教育，在浙江中医药大学研究生处的大力支持下，李岚教授主持在智慧树网络平台上进行了《中医儿科学研究进展》线上课程的建设。这是中医儿科学研究生教育实践中的一大探索、一大挑战，也是浙江中医药大学在中医儿科研究生教学研究中的一大创新及进步。该课程由李岚、陈华、陈健、陈玉燕、王艳等硕士生导师进行讲授。《中医儿科学研究进展》传承了历代中医儿科学术精华，在"规定大纲"与"自选内容"相结合的基础上加以创新，结合现代中医儿科学术研究成果，查阅近年来的文献研究资料、最新的指南及共识，立足于学科学术发展前沿，研究中医儿科领域优势病种的诊断及辨证论治，提出中医儿科学中重点、热点、难点和疑点的问题，以及研究思路及科研设计的方法，从而培养研究生理论思维、临床动手能力及科研创新能力。另外，该课程还结合浙派中医的优势特点，加入浙派中医儿科名家的临床诊治特色及经验，课程内涵丰富，对学生学习儿科学更具有现实指导意义。

2. 开展教学改革

为了做好教书育人工作，教研室想方设法提高教学质量，开展教学方法研究及改革。教研室采用启发式、讨论式教学，以激发学生独立思考和创新意识，并不断改进教学手段，如根据课程特点制作多媒体教学课件并结合电教录像片形象化教学，如“小儿望诊概要”“小儿多动症”“小儿腹泻”“IgA 肾病”等。教研室的教师们讲课结合临床病案，条理清晰、深入浅出，生动活泼，获得学生好评。添置教学挂图，制作彩色的教学幻灯片，将浙江省中医院临床典型病种自制成幻灯片，少见病种从浙江省儿童医院补充，使学生直观地看到了书本上看不到及难以理解的内容，增强了印象，深受学生欢迎。

通过一系列的教学改革，儿科教研室取得了较好的教学成果。俞景茂、盛丽先开展了“关于提高中医儿科基础与临床教学质量的系列研究”，形成了《儿科各家学说》讲义。该讲义取各家之长，不拘一家之言，深化扩展了专业基础理论的内容，将理论与临床应用相结合，指导学生学以致用，以传授教师的临证经验。《儿科文摘》由学生自编、老师审修，提高了学生整理文献的能力及科研能力。教研室制作了《儿科各家学说》及《儿科常见病》的幻灯片共计 180 余张，使学生增加了对疾病的感性认识，提高了学生的诊断思维能力，激发了学生的学习兴趣。该项研究获得了 1992 年浙江中医学院优秀教学成果奖三等奖。2000 年俞景茂主持并完成了教学研究课题——儿科各家学说及应用研究。2001 年中医儿科教研室举办了“儿科常见新病种中医诊疗研究”的国家中医药继教项目。

盛丽先主持的“肾炎论治”获 1998 年浙江中医学院教学成果奖三等奖、“中医儿科学推进素质教育的教学实践研究”获 2004 年度浙江中医学院教学成果奖二等奖、《小儿四诊概要》多媒体教案获全国中医药网络课程与多媒体优秀奖。2001 年盛丽先主持、董勤及李岚参与的“小儿原发性肾病综合征的诊断和治疗”卫生部视听教材完成制作，并获 2004 年全国中医药教育技术协会第三届优秀电视教材二等奖。2001 年盛丽先、董勤发表“中医儿科学推进素质教育初探”教学研究论文。

陈华教授 2005—2007 年主持了多项教学研究课题，如浙江省医院管理学会的“中医医院临床学科评估体系的建立与研究”，浙江省高教学会的“中医院校教研室建设评估体系的建立与研究”等。她撰写的“以临床能力为核心培养优秀临床中西医结合学专门人才”教改论文 2004 年被浙江中医学院高教年会汇编收录；“实行科教合一全面提高中医院校后期临床教学质量”教改论文2005年被浙江中医学院高教年会汇编收录。

近年来，为不断提升广大教师的教学水平，教研室定期进行教学研究活动，采用说课形式进行集体备课，促进教师提高自身业务素质，提高教学质量，渗透以学生为本的教育理念，真正做到了“以学生为中心”，进而培养基础扎实、临床实践能力强并具有研究创新精神的优秀的中医人才。李岚主持的校级教改课题——“课前说课与课后说课在中医儿科教研实践中的研究”，研究成果获浙江省高教学会浙江中医药大学分会2021年学术年会优秀论文。

教研室积极组织教师进行教学改革。丛丽教授主持了中国高等教育学会“中医儿科案例教学模式的研究与探讨”教改课题，发表“案例讨论式教学法在中医儿科教学的应用”相关教改论文数篇；李岚承担了浙江省教育厅课堂教学改革项目——基于BOPPPS模型《中医儿科学》案例式教学有效课堂构建，形成了80多个教学案例，发表多篇教改论文。李岚主持了浙江中医药大学校级教改课题“Seminar教学法在中医儿科实习带教中的应用研究”“中医儿科学多元化评价体系的研究”；任昱主持了“PBL教学法在中医儿科学临床见习中应用研究”等。教研室实践以“学生为中心”的教学理念，各位老师不断提高自身教学水平，真正做到以学生为本，培养了学生自主学习的能力，因此《中医儿科学》的课程广受学生好评。近几年来，教研室同时加强对课程思政的研究和实践，在《中医儿科学》的教学过程中充分梳理挖掘课程中所蕴含的思想政治教育元素，并在教案中融入这些元素，达到润物无声的育人效果，实现了思政教育与专业教育的有机融合。2018年，李岚教授参与的浙江中医药大学中医学专业“课程思政”教学团队项目通过验收。2020年，李岚教授负责的浙江中医药大学“课程思政”教学团队教改专项《中医儿科学》项目顺利通过学校结题验收。李岚教授还参与了《医学类专业课程思政教学实录》中《中医儿科学》教学实录案例的编写工作。

（五）强化教材建设，推进学科发展

1. 加强教材建设

教研室组织成员积极参与全国中医药高等教育各类规划教材的编写工作，以彰显浙江中医药大学中医儿科在全国的学术地位。1998年12月汪受传任主编、俞景茂任副主编的《中医儿科学》普通高等教育“九五”国家级重点教材——《中医儿科学》硕士研究生教材由人民卫生出版社出版；1999年，汪受传任主编、俞景茂任副主编的《中医儿科学》教学参考书由中国中医药出版社

出版；2001 年 2 月，徐珊任主编、俞景茂任副主编、李岚任编委的全国高等中医院校试用教材《临床基本操作技术》由人民卫生出版社出版。

《中医儿科临床研究》由俞景茂教授与汪受传教授主编，陈华教授参编，该教材为首部中医儿科研究生规划教材。教材以突出中医经典原著研究，提高临床诊疗技能，吸纳现代科技手段与方法为宗旨，着眼于培养学生进一步获取知识、挖掘知识和实践创新的能力；以问题为中心，围绕本学科的重点、难点、热点和疑点进行取材，深入开展理论探讨和实践研究，以提高学生动手能力、创新能力和思维能力。

2007 年俞景茂教授担任普通高等教育“十一五”国家级规划教材、新世纪全国高等中医药院校规划教材副主编。2007 年盛丽先教授担任中国科学院教材专家委员会规划教材、全国高等中医药院校教材《中医儿科学》副主编；2012 年丛丽教授担任全国中医药行业高等教育“十二五”规划教材、全国高等中医药院校规划教材（第十版）编委。2016 年陈华教授担任全国中医药行业高等教育“十三五”规划教材、全国高等中医药院校规划教材（第十版）编委，还担任了全国中医药高等教育中医儿科学规划教材《儿童保健学》的副主编。2021 年李岚担任全国中医药行业高等教育“十四五”规划教材、全国高等中医药院校规划教材（第十一版）编委，还担任了全国中医药高等教育中医儿科学专业规划教材《中医儿科学》《小儿推拿学》及住院医师规范化培训教材《中医儿科学》的编委。陈健担任了人卫版“十四五”规划教材《中医儿科学》第 4 版副主编。陈玉燕担任了中医儿科学专业规划教材《儿科急症医学》编委。朱永琴担任中医儿科学专业规划教材《儿科学》编委等。俞景茂任主编，李岚、陈华任副主编的《儿科各家学说及应用》选修教材获得 2020 年度中华中医药学会科学技术奖（学术著作奖、三等奖）。

2. 推进学科发展

2000 年 1 月，学校整体由庆春路老校区搬迁至钱江南岸的滨江新校区，2006 年年初更名为浙江中医药大学，原中医系更名为第一临床医学院，原附属医院更名为附属第一医院。中医儿科教研室及附属第一医院儿科迎来了创新性跨越式的发展。浙江中医药大学附属第一医院发展到现在，湖滨、钱塘、西溪三个院区均设有儿科，共建床位 84 张，新生儿床 24 张，年门诊量达 22 万人次，儿科门诊为浙江省中医院门诊量名列前三的科室之一。附属第一医院专科技术力量雄厚，中医特色突出，是中西医综合实力强、极具中医药特色和优势的临床、科研、教学基地，在全国享有较高的知名度和影响力。因此，俞景茂、陈华、陈健先后担任中华中医药学会儿科分会副主任委员，王晓鸣、李岚先后担任常务委员；王晓鸣、陈华、陈健先后任浙江中医药学会儿科分会主任委员，李岚任副主任委员，在省内外具有一定的学术地位。

要提升中医儿科学的教学质量，离不开良好的学科基础。因此，中医儿科教研室依托附属第一医院儿科，医教完全融合，坚持以学科建设为龙头，不断提升中医儿科的核心竞争力。中医儿科不仅为浙江省中医药管理局重点学科，2007年被国家中医药管理局确定为“十一五”重点专科建设项目，此后又成为浙江省重大疾病儿科疾病中医药防治中心，国家药物临床试验机构，首批浙江省中医儿科规范化培训基地。浙派中医儿科渊源深厚，“宣氏儿科”“马氏儿科”“詹氏儿科”薪火传承，专科特色突显，中西医结合特色鲜明，现建有“俞景茂、宣桂琪、盛丽先、王晓鸣、陈华、陈健”六个国家级、省级名中医工作室。浙派中医儿科充分发挥其优势特色，凝练出“详钱乙五脏热证，倾河间寒凉之法，倡丹溪滋阴清热，创绍派伤寒新论”的学术路线，“偏于滋阴清热，重视顾护脾胃，巧用和解之法，善用清宣祛风”的学术特色，出版了众多著作，如《浙江中医临床名家：马莲湘》《浙江中医临床名家：詹起荪》《浙江中医临床名家：俞景茂》《浙江中医临床名家：宣桂琪》《浙江中医临床名家：盛丽先》等。

中医儿科本着“强引领、均发展”的发展理念，经几代努力，已形成了反复呼吸道感染、支气管哮喘、抽动障碍、多动症、肾病等特色优势专科，目前已形成三个专科优势病种群稳定诊疗及研究方向（儿科心肝系疾病、肺系疾病、肾系疾病），建立了小儿抽动障碍/多动症、发育行为、中西医结合儿童康复、哮喘、反复呼吸道感染、生长发育（性早熟、矮小症）、肾病、遗尿等特色专科门诊。各亚专科团队均由名医专家引领，结构合理，梯队稳定，技术扎实，具备良好的中医药临床、科研工作能力，并连续4年获“中国中医院最佳临床型专科”称号。在做好浙派中医儿科传承的基础上，积极开展科学研究，近3年承担课题38项，其中国家级课题6项，部省级4项，厅局级26项；在国内外学术期刊上发表学术论文162篇，其中SCI论文20余篇，论著10部；获浙江省中医药科学技术奖二、三等奖5项，《儿科各家学说及应用》获中华中医药学会科学技术奖（学术著作奖、三等奖）。专科成就受到业内认可，主持或受邀参与多个国家中医儿科疾病的诊疗标准及临床路径制订。受国家中医药管理局医政司、中华中医药学会委托，李岚教授牵头完成了《中医优势病种诊疗方案和临床路径制定与实施项目》儿科——肺炎喘嗽（毛细支气管炎）项目，以及参与了《儿童哮喘中医临床诊疗指南》《儿童鼻鼽中医诊疗指南》《儿童厌食中医临床诊疗指南》《儿童反复呼吸道感染中医临床诊疗指南》《小儿积滞中医临床诊疗指南》《注意缺陷多动障碍中西医结合诊疗专家共识》《抽动障碍中西医结合诊疗专家共识》等的制订及修订工作，并承担、参加多项临床验证项目。

通过中医儿科教研室所有同人的共同努力，《中医儿科学》获浙江中医药大学2020年度校级国内高水平“金课”。在执业医师考试中，浙江中医药大学学生的《中医儿科学》单课程排名由2020年全国第2名上升至2021年及2022年连续2年为全国第1名。

二、名医工作室建设

（一）俞景茂名中医工作室

1. 工作室概况

俞景茂全国名老中医药专家学术传承工作室在2012年由国家中医药管理局批准成立，是由一支具有中医临床、科研、教学及信息管理能力的团队组成。经过3年建设，衢州等工作室分站成立。2020年，浙江省中医药管理局批准成立浙江省俞景茂国医名师工作室。目前工作室成员有李岚、陈华、陈健、许先科、赖正清、李国芳、谢辉辉、陶敏、赵文坛、占伟江。

2. 工作室主要学术特色及优势病种

俞景茂工作室学术思想：①重基础，儿科基石尊仲阳，致力于《小儿药证直诀》研究。②集百家，各家学说取所长，重视中医儿科各家学说研究。③诊儿病，辨证论治重病机，强调病机学说是辨证论治体系的核心。④治未病，儿病速变先证治，俞景茂提倡先证而治是辨证论治的充实和发展，认为儿病速变，需重先证而治。⑤巧和解，和解为法疗复感，运用和解表里、疏利枢机法治疗复感儿。⑥深入研究，多元多靶防哮发，提出多元多靶点治疗抗小儿哮喘复发。⑦汇中西，壮督醒神治遗尿，注重取长补短推动学术发展。⑧顺时代，养血疏风防过敏，养血疏风乃治疗小儿过敏性疾病之策。

俞景茂名医工作室形成了5种常见病的临床诊疗方案，包括小儿支气管哮喘、反复呼吸道感染、遗尿、多发性抽动障碍和腺样体肥大。

（二）盛丽先名中医工作室

1. 工作室概况

2012年浙江省中医药管理局批准成立盛丽先名老中医专家传承工作室，

2014 年国家中医药管理局批准成立盛丽先全国名老中医药专家传承工作室。传承工作室主要工作人员有朱永琴、余勤、张源、丛丽、王海云、傅大治、连俊兰、王艳、胡芳、王庆、王其莉、郑月琳、陈梅、陈丹飞、成丽君、叶龙、王晓艾、朱秋萍、洪建英、梅永红。

2020 年 12 月，台州市中西医结合医院正式挂牌浙江省中医院台州分院，在医院支持下，盛丽先名中医工作室在台州中西医结合医院建立工作站，李玲飞、童夏生、郭兴兴、狄志敏四位该院医师拜师，充实了工作室学术传承队伍。

2. 工作室主要学术特色及优势病种

盛丽先提出风药治疗儿科多种病证的理论依据，认为应扩大和法在儿科病证中的运用，强调中土脾胃及上下交病治其中的治疗思路。盛丽先名中医工作室形成了支气管哮喘、慢性咳嗽、肾病、紫癜性肾炎、急性上呼吸道感染 5 个优势病种的诊疗方案。工作室通过整理挖掘盛丽先的学术经验开发了一系列特效经验方，疗效确切，如三拗三子汤、疏宣七味汤、治咳六味汤、固元汤、健脾止泻汤、疏肝理脾汤、消食化痰汤等。

（三）王晓鸣名中医工作室

1. 工作室概况

2020 年浙江省中医药管理局批准成立王晓鸣名老中医专家传承工作室，工作室现有成员 13 人，其中主任医师 3 人，副主任医师 1 人，主治医师 7 人，住院医师 2 人。传承工作室主要工作人员有陈玉燕、马效东、陈雅琴、宋艳玲、姚国芳、董小双、程申、王庆、沈荣妫等。

2. 工作室主要学术特色及优势病种

王晓鸣创建了“辨体养子”保健模式，对中医药防治体弱儿进行了临床研究与总结，尤其在儿童注意缺陷与多动障碍、抽动障碍、学习困难症、复杂性高热惊厥、乳房早发育、体弱易感、厌食症、便秘、慢性腹泻、哮喘、咳嗽等病证的诊治上积累了丰富的临床经验。王晓鸣主张“辨体养子”“辨体辨证相结合”“辨病辨证相结合”，善用和法、用药精简、重视健康宣教与管理。另外，王晓鸣组织并主持了多项儿科优势病种的中医规范化诊疗方案的临床研究工作，对“浙派中医”流派儿科优势病种及特色诊疗技术进行了深入挖掘、研究和总结。

工作室成员传承和发扬王晓鸣教授学术特色和临证经验，在临床工作中，工作室成员发挥各自的专业擅长，为患儿提供了优质的医疗服务，尤其是在小儿神经行为发育障碍性疾病如多动症、抽动障碍、情绪障碍等。

（四）陈华名中医工作室

1. 工作室概况

2020 年浙江省中医药管理局批准成立陈华名老中医专家传承工作室，工作室主要成员 12 人，其中博士 2 人，硕士 10 人。同时，工作室建立了东阳、嘉善等基层工作室分站。传承工作室主要工作人员有李岚、陶敏、赵文坛、蒋剑平、王素丽、娇金玲、韩桃、董逸翔、郭琼英、张洁、杨伟吉等。

2. 工作室主要学术特色及优势病种

工作室以“传承弘扬，创新发展”为宗旨，坚持“严谨务实，勤奋开拓”的治学精神，致力于浙派中医儿科学术思想的挖掘、传承与发展，推广中医药适宜技术，普及儿童健康保健知识。工作室团队在陈华教授带领下，传承浙派中医儿科的学术特色，临床上重视后天之本，强调健运脾胃；详辨虚实夹杂，巧用和解之法；因人因地制宜，擅长滋阴清热；注重风邪为病，善用祛风之药。陈华教授主张以脾胃为本的学术思想，注重治养结合、以和为贵的原则。针对小儿脾常不足的生理特点，结合浙江地处江南湿地，人群体质气阴两虚多见，儿科疾病常见脾虚湿困之证，陈华教授临证擅长健脾运中、补益气阴，强调用药灵动、调养节制。同时，陈华名中医工作室还发挥中医药优势特色开展儿童健康保健，推进小儿疾病预防、治疗、康复的全程服务与管理。

（五）邵征洋名中医工作室

1. 工作室概况

邵征洋名中医传承工作室由浙江省中医药管理局批准，于 2020 年 1 月成立。成员共 11 人，其中高级职称 5 人，硕士 8 人。工作室设富阳区中医院和临平区中医院两个工作站。传承工作室主要工作人员有连俊兰、詹璐、黄琴、周红、孙红、丁佳君、董晨霞、许斌斌、刘丽琴、方美丽等。

2. 工作室主要学术特色及优势病种

邵征洋名中医工作室传承和发扬浙派中医儿科学术思想，致力于中医儿科科普和临床工作，为广大儿童提供中医汤药、颗粒剂口服，中医外治穴位贴、刺四缝、拔罐、小儿推拿、激光针灸、耳穴、艾灸等中医综合防治服务。

（六）邱根祥名中医工作室

1. 工作室概况

邱根祥名中医传承工作室由浙江省中医药管理局批准，于 2020 年成立。工作室成员共 12 名，由临床医疗、科研、教学骨干等多方面人员组成，其中正高级职称 4 名，副高级职称 4 名，中级职称 2 名，初级职称 2 名。传承工作室主要工作人员有方昉、许宝才、吴轶颖、刘根芳、严根华、郁银娟、徐复娟、张军、杜晓平、张晓敏、张阳等。

2. 工作室主要学术特色及优势病种

邱根祥名中医工作室强调“学术为先”的建设理念，主要任务是通过老师经验传授、跟师临证学习、经典古籍研读、老师医案整理、老师临床特色挖掘和学术思想总结、中医各家学说研究及撰写、继承人学术经验分享、优势病种病案整理、临床经验数据库建设等方式整理、继承、推广邱根祥教授学术观点和临床经验。工作室结合名老中医专家传承指导和现代科研分析，逐步探索形成有效的中医药临床科研方法和建立中医药临床科研一体化的机制，提升了中医药临床诊疗水平和科研能力；借助举办各级继续教育学习班等卓有成效的学术经验继承活动，促进了中医药临床和科研高层次人才的培养。工作站传承人年轻而富有朝气，深受邱根祥教授人格魅力、医德医风、精湛医术的熏陶，热爱中医事业，中西兼精。

（七）侯春光名中医工作室

1. 工作室概况

侯春光名中医工作室由浙江省中医药管理局批准，于 2021 年成立，现有成员 14 名，下设有赵家卫生院、东和村卫生室工作站。传承工作室主要工作人员有金珍珍、朱莉、赵娜、傅恒栋、李小芳、傅周冰、戴典、卢依、寿晓霞、金海涛、韦畅、黄银洁、何珊姗、宣佳飞、陈宜等。

2. 工作室主要学术特色及优势病种

侯春光于临床中通过六经辨证，抓主证，辨证使用经方治疗儿科各类疾病，尤其治疗儿科急证时，总能抓住时机，辨证用法，效果显著。侯春光强调需时时顾护小儿脾胃，保养好脾胃这一后天之本。侯春光临床上极重视养育问题的宣教，重视小儿要养“神”，要培养小儿“能动能静”，要有“安神定志，精神内守”能力。侯春光对小儿生长发育方面有独特的见解，自拟小儿生长发育方治疗小儿性早熟、肥胖、矮小等，并逐步形成诊疗方案。侯春光名中医工作室专研内治之法，同时坚持外治法的学习和推广，已推广使用三伏贴、三九贴、生长贴、针刺四缝、中药外洗、耳穴埋豆、压火丁等。

（八）陈健名中医工作室

1. 工作室概况

陈健名中医工作室由浙江省中医药管理局批准于 2021 年成立，现有成员

12 名，其中高级职称 4 名，中级职称 3 名，初级职称 5 名，人才梯队合理，人员基本涵盖整个浙江省，辐射范围较广。传承工作室主要工作人员有宣晓波、陈丹飞、李思、刘力维、戴桂芬、施亚男、沈丹平、张慧婷、张赛君、徐诗辉、洪策等。

2. 工作室主要学术特色及优势病种

陈健名中医工作室注重学习中医药经典理论，汲取历代医家临床经验运用于儿科临床实践。陈健辨证精确，用药严谨，疗效确切，屡起沉疴，声名远播。陈健擅长治疗小儿呼吸系统疾病，如咳嗽、哮喘、反复呼吸道感染等；神经系统疾病，如小儿抽动障碍、注意缺陷多动障碍、癫痫等；消化系统疾病，如厌食、积滞、泄泻、便秘等。其中，陈健名中医工作室对小儿抽动障碍、注意缺陷多动障碍、反复呼吸道感染的临床诊治颇有建树。

第三章 浙派中医儿科学术特色

中医学源远流长，在其发展、完善的过程中形成了不同的学术流派，浙派中医便是极具地域特色的流派之一。浙派中医有着深厚的历史积淀和众多的学术流派，其构成可概括为以下十大流派：丹溪流派、永嘉流派、绍派伤寒、钱塘流派、医经流派、伤寒流派、温病流派、本草流派、针灸流派、温补流派。此外还有很多中医临床流派，如儿科有董氏儿科、宣氏儿科、龚氏儿科等。而浙派中医儿科作为浙派中医的一个分支，与浙派中医的发展息息相关，各医家薪火相递，传承至今。目前浙派中医儿科在师带徒传统方式的基础上，结合中医药院校教育形式，以名老中医工作室建设为载体，建立了中医药学术传承、人才培养及创新发展的流派传承模式。现今在当地乃至全国中医儿科界具有一定影响力且仍有代表性传承人的师承儿科学派有杭州宣氏儿科、宁波董氏儿科和衢州龚氏儿科；现有儿科院校教育主要代表人物为俞景茂、宣桂琪、董幼祺、盛丽先等。

浙派中医兴盛之路上，流派林立，名家辈出。浙派中医儿科在历代医家不断的继承发展中，通过融合师承儿科流派和院校儿科流派的临证优势，形成了自身的临床诊疗学术特色，具体可归纳为以下 4 个方面：三因制宜，擅长滋阴清热；重视后天之本，强调健运脾胃；详辨虚实，巧用和解之法；注重风邪为病，善用祛风之药。

第一节　三因制宜，擅长滋阴清热

“人以天地之气生”，人是大自然的产物，与自然界的运动变化息息相关，人体的气机也随着时间节律的变化表现为升降出入的盛衰变化。中医学认为，疾病的发生、发展与转归受多方面因素的影响，如地理环境、时令气候节律、性别、年龄、体质等，因此治疗上需综合考虑，区别对待，因地、因时、因人制定适宜的治法，即“三因制宜”，这是中医学整体观和辨证论治思想在治法上的体现。浙江地处东南沿海，气候温热，地域特点鲜明，浙派中医儿科流派结合地域特点、患儿体质、时令季节等，采用相应的治疗方法，并逐渐形成了地域特点鲜明的临证特色。

一、因地制宜，重视温热疾病

浙江地处东南沿海，亚热带季风气候区，雨量丰沛，空气湿润。全年气候偏温热，年平均气温15～18℃。水资源丰富，年均降水量为1600毫米左右，水网密集，有钱塘江、瓯江、灵江、苕溪、甬江、飞云江、鳌江、曹娥江八大水系。杭州是京杭大运河南段的起点，水系密布，适宜人口聚居，在历史上城镇化发展较早。地形上以山地和丘陵为主，平原相对较少，河流湖泊密布，因此有“七山一水二分田”之说。虽然山地的阻隔不利于文化交流，但在古代，水路是极为重要的交通方式，便捷的水运为吸纳外来学术理论、扩展地域学派影响提供了有利条件。同时，多山多水的地形蕴藏了丰富的药用自然资源，如浙八味、铁皮石斛等道地名贵药材，也为地域医学发展提供了有利的物质基础。

江浙的气候也易于流行温病、疫病，温病学派的产生便与此相关。以叶天士、吴鞠通、王孟英等为代表的江浙医家从江南发病特点出发，摆脱伤寒学说的羁绊，创立了温病学派。朱丹溪在《格致余论·生气通天论病因章句辨》亦言“六气之中，湿热为病，十居八九”，这与朱丹溪所生活之地——浙江义乌也有一定关系。宋室南迁是浙派中医进入蓬勃发展的转折点，而在南宋短短152年间，至少有81年发生过疫灾，疫灾频度53.29%，疫灾的中心集中在杭州、海宁、湖州、绍兴等城市，这使浙派中医在兴盛之初就非常重视温热病诊治。考察浙江疾病谱可发现，儿科的常见疾病是痧、痘、惊等温热病。

《素问·异法方宜论》云："一病而治各不同，皆愈，何也……地势使然也。"地理环境影响了发病特点，进而形成了具有地域特色的治疗方法。浙派中医儿科历来重视温热病的诊治，故对治疗热病的学术经验多有继承和发展。自宋室南迁，儿科鼻祖钱乙的学术思想传入浙江，其清凉开窍之法也为江浙医家采用，再结合浙江地域气候环境条件及人群发病特征，江浙医家对清热之法多有发挥，甚至大放异彩，促进了温病学派、绍派伤寒等学术流派在浙江的形成、发展，浙派中医儿科也形成了善于运用辛凉解表、清热解毒、清凉开窍、清热平肝等清热之法治疗儿科疾病的特点，走出了详钱乙五脏热证、倾河间寒凉之法、倡丹溪滋阴清热、创绍派伤寒新论的发展特色。

董氏儿科董廷瑶擅以“开门逐盗”法治小儿热病急症，如治疗小儿乙型脑炎初起发热时，先治以辛凉解表、透汗解热，以达到迎头截断、防止传变的目的；若热邪入里，则用药应重，泄其内在热邪，使温毒有出路，常以羚羊角合白虎汤、凉膈散与承气汤并用治疗小儿乙型脑炎重症。对于外感见乳蛾红肿化脓者，则加清热解毒利咽之品，如蒲公英、板蓝根、马勃等。对于小儿热病神昏，则自创熊麝散，有开关夺路之功，奏清凉开窍之效。龚氏儿科龚香圃，传承温病学派雷丰的学术思想，擅治麻疹、水痘，以“六一子”闻名当地，对于麻疹初起欲发未发之时治以辛凉解表法，火毒未清之时治以清热解毒法。宣氏儿科以善治惊风闻名杭城，其治惊风常以解热为先，针刺、内服、外敷等多法合用，速去其热，镇惊止搐。宣氏儿科第三代传人宣桂琪还擅长治疗小儿抽动障碍、多动症，自拟“宣氏抽动方”平肝清热祛风。俞景茂对儿科各家学说有深入研究，精研并推崇钱氏理论，认为钱乙是儿科寒凉学说的创始人，俞景茂临证善用清凉之剂治疗小儿热病，治小儿高热常用辛凉解表法，并认为银翘散是江浙一带小儿感冒的常用方。浙派中医儿科以浙江地理位置、气候特点为基础，认为此地小儿多温热为患，治疗上应因地制宜，多采用清热解毒之法。

二、因人制宜，注重人群体质

浙江地处东南沿海，东南为阳，《素问·阴阳应象大论》言“东南方阳也”，而“阳胜则阴病”，“阴病”即为阴被阳伤，而致阴液亏虚。《素问·阴阳别论》曰“阳加于阴谓之汗”，阳胜则热迫阴泄而为汗，故南方人易出现腠理疏松，营阴外泄，以致阴液亏损。

有研究显示，东南（义乌）阴虚体质人群的比例高达42.7%，是西北（延安）的2.35倍。义乌朱丹溪师从罗知悌，其学术思想源自金元三大家，刘完素、张从正、李东垣皆生活于北方中原，朱丹溪继“寒凉”“攻下”“补土”之后，另举滋阴大旗，在一定程度上与其生活所在地的人群体质相关。饮食习惯也是影响人群体质的常见诱因。浙江物产丰富，自古为鱼米之乡、富饶之地，居民肥甘摄入较多。《浙江省城市居民膳食营养摄入状况研究》表明浙江居民脂肪摄入较高，占比34.3%，高出世界卫生组织要求的上限值。朱丹溪《格致余论·茹淡论》言“以偏厚之味为安者，欲之纵，火之胜也”，说明嗜食肥甘厚味可致化火伤阴，导致阴虚火旺体质。儿科临床中也常见到很多饮食偏荤的患儿，这些患儿大便干结、舌红苔少，乃一派阴虚火旺之象。小儿稚阴稚阳，然终究“纯阳之体”，容易阳胜阴病，平湖戈氏儿科也提出了“纯阳阴虚”之说。综上所述，浙江人群尤其是儿童更容易出现阴虚体质。

浙派中医儿科从钱乙以六味地黄丸立滋肾阴之大法、朱丹溪滋阴之说对儿科亦多有阐述出发，传承先贤思想，结合小儿体质，对滋阴之法多有发挥，擅长益气养阴调理体质，治疗小儿多种疾病。人群体质的偏颇，也使浙派中医儿科逐渐形成擅长滋阴的特色。《格致余论·慈幼论》言“人生十六岁以前，气血俱盛，如日方升，如月将圆，惟阴常不足”，故在小儿饮食起居上注重养阴之道，提出小儿下体不穿暖，“盖下体主阴，得寒凉则阴易长，得温暖则阴暗消”；饮食上也注重养阴，提出“生栗味咸，干柿性凉，可为养阴之助”。俞景茂在临证中注重养阴护阴，如治疗小儿疱疹性咽峡炎，病初就在银翘散基础上加用鲜铁皮石斛，清热养阴生津，先证而治，疾病末期用沙参、玉竹等进一步加强养阴之力，旨在预防热病伤阴；治疗小儿反复呼吸道感染恢复期更应重视养阴固本，用铁皮石斛、沙参、麦冬、玉竹之品，用药讲究柔润。宣氏儿科以擅治惊风闻名，认为阴虚火旺是小儿热惊的内在因素，应在惊厥未发之时调理小儿体质，纠正阴虚火旺状态，自拟“宣氏防惊方”养阴平肝。董氏儿科常用复脉汤、增液汤或定风珠类方加减，以育阴潜阳、滋营柔筋通络之法治疗小儿癫痫。盛丽先擅长小儿肾病、紫癜的诊治，在疾病后期亦重视清热养阴，如紫癜性肾炎患儿长期血尿，盛丽先认为激素为阳热之品，患儿长期口服激素，阴津暗耗，虚火灼络，故运用六味地黄汤加减清热凉血治疗。平湖戈氏儿科著

《育婴常语》，提出“纯阳阴虚”之说，认为小儿发育较快，乃“纯阳”之体，对阴精需求多，在临证上注重滋阴益气。

浙派中医儿科各家从小儿阴虚火旺，阴阳平衡失调出发，多采用知柏地黄丸加减治疗小儿性早熟；认为小儿“阳常有余，阴常不足”，阴气易亏而难成，在治疗上应因人制宜，治疗小儿多种疾病应注重养阴之法。

三、因时制宜，强调未病先防

因时制宜是根据时令季节、气候节律等特点，制订适宜的治疗原则。《灵枢·岁露论》曰“人与天地相参也，与日月相应也”，自然界的四季、二十四时、昼夜等都会与人体产生联系。比如夏季阳盛之时，腠理疏松，即使感受外邪，也不可发散太过，以免耗气伤津。浙江地处东南沿海，一年中气候温和的时节较多，因此浙派中医在解表之法上尽量避免辛温发散太过的麻黄等药，如温州永嘉医派甚至畏用麻黄，此为灵活运用因时制宜之法。浙派中医儿科灵活运用因时制宜之法，重视未病先防、病后防复。根据时令季节、气候节律等特点，制订适宜小儿的疾病防治措施，发挥中医“治未病”特色，广泛应用冬病夏治、冬令膏方等方法，内外合治，以达到防治小儿疾病的目的。

浙江衢州雷丰著《时病论》，开时病研究之先河，以春、夏、秋、冬四时为主线，阐述不同季节外感病的发生发展机制、证候及治法特点，是浙派中医乃至整个中医界因时制宜治法的代表。《时病论》以《黄帝内经·素问》“冬伤于寒，春必病温；春伤于风，夏生飧泄；夏伤于暑，秋必痎疟；秋伤于湿，冬生咳嗽”为纲，分春、夏、秋、冬四时为目，对外感病提出多层次的知时论证，因时制宜，自拟治法六十种，临床上随“时节”选之，随证用之，治疗外感病良验。雷丰之外孙龚香圃承其医道，专攻儿科，十分重视对儿科时病的研究，认为小儿卫外不固，易为风邪所袭，轻者伤风感冒，重者伤寒，又有夹热、夹食、夹惊、夹痰之患，故儿科临证杂病少而时病多，每以时病为多见。龚氏诊治儿科时病，以四时为纲，知时论证，因时制宜，灵活运用六十法，常常取得满意效果，如辛温解表法治四时感冒，辛凉解表法治麻疹欲发未发，清热解毒法治小儿麻疹火毒未清。宣氏儿科宣桂琪也十分推崇《时病论》，提出“四季感冒”的概念，将春季感冒分为风寒与风热两型，分别治以辛温宣肺、辛凉解表；夏季感冒分为伤暑型、暑热型，治以辛温解表清暑、清凉涤暑；秋季感冒分为凉燥型、燥热伤肺型，治以宣肺润燥、清肺润燥；冬季感冒分为轻型感冒、重型感冒，治以辛温解表、发汗解表。

此外，浙派中医儿科倡导顺应夏令养阳，内外合治，预防寒疾。初夏开展“香佩疗法”，选用辛香中药做成香囊佩戴，芳香辟秽，驱虫防疫，祛邪解毒，亦可改善呼吸道黏膜功能，增强人体免疫功能，提高抗病能力；仲夏开展“三伏灸”“三伏贴”，借阳胜之力提升正气，祛寒除沉疴，防治呼吸道疾病，对于哮喘、过敏性鼻炎、反复呼吸道感染、遗尿等顽固疾患也可加用中药汤剂、素膏等内服，调理体质。浙派中医儿科倡导顺应冬季养阴，膏滋补益，养藏之道。膏方源远流长，最初并无时节特点，冬令膏方的概念起始于江浙沪地区。传统膏方含有阿胶、鹿角胶等，胶滞黏腻，容易碍脾，对小儿不太适宜，因此浙派中医儿科以使用素膏为主，用糖或蜂蜜熬炼成膏，收膏可加入莲子肉、红枣泥，去其滋腻之性，更适合儿童。“人之气与天地之气常相接，无间断”，浙派中医儿科根据不同季节的气候特点，因时制宜，法取时令，治当顺时，无伐天和。

综上所述，浙派中医儿科灵活运用“三因制宜”的治则：因地制宜，从浙江地域环境及发病特点出发，重视温热疾病诊治，善用清热解毒之法；因人制宜，围绕浙江人群体质特点，注重人群阴虚体质的偏颇，传承先贤滋阴理论，以益气养阴之法防治疾病；因时制宜，《时病论》作为代表开启了时病诊治的研究，以达到先“时”而治、随“时”治之，并开展三伏贴、三伏灸、冬令膏方等，内外合治，充分发挥治未病特色。

第二节　重视后天之本，强调健运脾胃

脾胃五行属土，居于中焦，以膜相连，乃后天之本、气血生化之源，人体的生、长、病、愈与脾胃功能是否正常有着十分密切的关系。脾胃互为制约，相互作用，承担后天给养之责，是人体生命活动延续、气血化源充足的保证，对于生长发育时期的儿童尤为重要。小儿由于五脏六腑成而未全，全而未壮，其气血津液的化生，四肢肌肉、筋骨的丰满，均依赖脾胃的不断运化来补充精微物质。现代浙派中医儿科名医继承历代名家重视脾胃的学术思想，结合浙江地域环境和人群体质特点，形成了具有共性的临证特色，即认为脾胃为后天之本，有胃气则生，无胃气则死，元气的充沛、脏腑的健壮与脾胃功能息息相关，故浙派中医在临床治疗小儿疾病时十分重视顾护脾胃。

一、顺应脾胃，切勿呆滞

程钟龄谓："补者，补其虚也。"自《黄帝内经》为补法奠定理论基础后，张仲景创制了补益剂，使补法逐渐形成。宋代钱乙首先把补法与脏腑联系起来，提出以五脏为纲的儿科辨证方法，创制了五脏补泻诸方。万全在《育婴家秘・调理脾胃》中亦云："幼小无知，口腹是贪，父母娇爱，纵其所欲，是以脾胃之病，视大人犹多也。"浙派中医儿科在总结前人经验的基础上加以发展，认为脾胃为后天之本，又居中焦，是全身气机的枢纽，故脾健胃固为扶正固本之道。但因小儿与成人不同，小儿体属"纯阳""稚阴稚阳"，故浙派中医儿科流派强调临床仅用参、术之类温补之药则有留邪助火之弊，又加之小儿脏腑娇嫩，脾胃功能尚未健全，不耐厚味，纯用峻补、蛮补之品则易致气机不利，反生壅滞。因此，浙派中医儿科流派在钱乙"脾主困"的基础上，提出调补脾胃应补而不滞，益而不碍，运用补益药的同时需配以理气药、消食药，使药味动静结合。

现代浙派中医儿科名医在补脾的同时注重健运脾胃，以期顺应脾升胃降之性，做到补脾而不碍脾。宁波董氏儿科提出，调补脾胃时忌呆补，应掌握通补润燥之配合，在益气滋阴时佐以通利助运之品，在养胃法中每以石斛、花粉、扁豆、谷芽、陈皮、枳壳、佛手、香橼等润燥相伍，相得益彰。衢州龚氏儿科在调整脾胃的治法上，根据胃燥脾湿，相反相成，与升降相互为用，重在恢复脾胃的升降气机。宣氏儿科认为脾胃虚证予补益药时，佐以调气之品可推动补益之效，并能防滋腻碍胃，做到补而不滞。盛丽先临床调补脾胃时常选用党参、白术、山药、玉竹、石斛等，临证常配以柴胡、枳壳、桔梗、陈皮、木香、佛手片等行气药，重视脾胃气机的升降，以助脾胃升降出入如常。脾宜升为健，胃宜降为和，脾胃应升降相因，理气助运之品不仅能使补益药补而不滞，还能使脾胃气机畅达，从而推动荡涤脾胃伏遏之热、蕴滞之湿、胶结之痰、停积之食，使邪去而正安。

二、临证用药，轻灵活泼

钱乙《小儿药证直诀·脉证治法》中强调“小儿易虚易实，下之既过，胃中津液耗损，渐令疳瘦”“故小儿之脏腑柔弱，不可痛击”。清代吴鞠通针对小儿“稚阴稚阳”的生理特点，提出小儿用药“稍呆则滞，稍重则伤，稍不对证，则莫知其乡，捉风捕影，转救转剧，转去转远”的临床诫约。临证如对敌，兵不在多而在精，药不在多贵在约。浙派中医儿科承前人之说，认为小儿脏腑娇嫩，五脏六腑、四肢百骸等均处在生长发育期，各种生理功能也尚未健全，又因其脏器清灵，易趋康复，临床上医者应明辨寒热虚实，用药宜有的放矢、平正中和、精简轻锐、中病即止，使邪去而正气不伤，切记不可妄投攻伐、苦寒之品，否则近为目下之害，远为终身之羸。此外，结合小儿疾病“易实易虚”“随拨随应”的病理特点，在处方剂量方面，浙派中医儿科医家主张宜少为佳，中病即止。

现代浙派中医儿科名医经过临床的千锤百炼，临证处方谨守小儿“脏气清灵，随拨随应”的特点，主张用药轻灵、简约平稳，处方用药始终保持其自成一家的本色。如马莲湘处方中务求轻灵活泼，用药切忌顾此失彼，治疗小儿泄泻时用药选择质轻味薄之苏叶、蝉蜕或花类药物等，认为轻灵者轻巧灵动，不仅能振奋脾胃之气，助人体抗邪外出，又能斡旋中焦气机，让脾胃对药物和营养物质的吸收不受困滞，且味薄者平也，口感不甚苦涩，小儿易于接受。詹起荪认为轻灵之药多轻清活泼，芳香流动，具有醒脾开胃、调畅气机、推陈致新的作用，临床遣方用药强调质轻扬而不沉重，味淡薄而不厚腻，量微小而不繁多，方精简而不复杂。俞景茂认为，小儿脾常不足，用药稍呆则滞，稍重则伤，故遣方应丝丝入扣，用药轻灵柔润，中正平和，忌攻伐太过，有泻无补，损伤小儿脾胃的生生之气。盛丽先结合历代医家经验，进一步阐释“轻可去实”的含义，将其总结为以轻扬疏散、宣肺解表药物治疗卫表实证，以扬清抑浊、开上启下的药物治疗中焦实证，以质轻味薄、轻清平淡、量小的药物治疗重病实证这三个方面，故小儿用药应以“轻”字居首，毋使过剂，毋犯胃气，以免伐生生之气，处方遣药必时时顾护脾胃。

三、四旁诸疾，调治中州

《素问·玉机真脏论》中云：“脾为孤脏，中央土以灌四旁。”“五脏者，皆禀气于胃，胃者五脏之本也。”脾胃为五脏六腑之源，土生万物，助养五脏。周慎斋曰：“诸病不愈，必寻到脾胃之中，方无一失，何以言之？脾胃一伤，四脏皆无生气，故疾病日多矣……补肾不如补脾，此之谓也。治病不愈，寻到脾胃而愈者颇多。”钱乙也在《小儿药证直诀·记尝所治病二十三证》中曰：“小儿虚不能食，当补脾，候饮食如故，即泻肺经，病必愈矣。”脾胃功能健全与否，是小儿生长发育所依赖之物质基础是否充实及体魄是否健壮的重要标志，故治疗往往可先调脾胃，使中气恢复后再治本病；或先攻下后补脾。调治脾胃不但能使本经疾病得到改善，还可使他经疾患也因“脾胃和”而趋于康复。浙派中医儿科认为，五脏六腑禀气于胃，脾胃居中央而灌四旁，为水液及精微升运转输之枢纽，使脏腑精气上下流行，循环化生，上可升清阳之气以滋心肺，下可降浊阴之气以泽肝肾。鼓舞脾胃，不仅能治疗本脏疾病，且能解他脏之疾，故浙派中医儿科临床治疗以健脾运中贯穿始终，如培土生金、补土制水、益气健脾等治法均为儿科临床常用之法。

现代浙派中医儿科名医强调脾胃的强弱直接关系到他脏的强弱，关系到人整体的强弱，无论防病治病，鼓舞脾胃均为要旨。临床运用中，宁波董氏儿科强调“百病以胃气为本”，提出“小儿先天强者不可恃，若脾胃失调仍易病；先天弱者勿过忧，若调摄（脾胃）适当强有望”的指导思想，亦喜按培土生金之法治痰咳久延（包括迁延性肺炎、肺脓疡等重症），对脾肺两虚、痰浊内生、久久不愈者，善用星附六君汤培土生金、健脾荣肺，即杜绝生痰之源，复其宣发肃降之功而愈。宿哮缠绵乃肺脾阳虚、寒饮内伏，董氏常用苓桂术甘汤通阳健脾，此为崇土利饮之法。衢州龚氏儿科认为脾胃不足则五脏萎顿，先天虽足，后天不及也无益，调护脾胃乃是根本。詹起荪从脾胃论治哮喘，认为伏痰为哮喘之根，治痰必由脾胃入手：发作期从胃论治，降逆和胃、肃肺化痰，方用旋覆代赭汤加减；缓解期从脾论治，健运脾土，使体内津液代谢正常，无水湿停聚之患，以杜绝生痰之源。俞景茂崇钱乙之说，认为小儿内伤尤以脾胃失调为关键，认为脾胃失调是导致多种疾病的重要因素，临床上治疗疾病应注重脾胃的调理。盛丽先认为，小儿肾病虽责之于肺、脾、肾三脏，但以中土脾脏最为关键，提出“从脾治肾”的学术观点，其治脾有健脾、温中、升清之别，临证常选补中益气汤、升阳益胃汤，并自拟固元汤，临床疗效确切。诚如李东垣所云“百病皆由脾胃衰而生也”，人的脾胃功能强健则不易患病，脾胃功能受损则易百病丛生。

四、顾护脾胃，饮食有节

钱乙十分注重小儿脾胃，提出了“忌口”“慎口”“频与乳食”“不可令饥”等饮食调护观点，在服药时提倡用“米饮”“参汤”“乳汁”等送服药物以养护胃气。万全提出小儿“脾常不足”，其《幼科发挥·原病论》中曰：“胃者主受纳，脾者主运化。脾胃壮实，四肢安宁；脾胃虚弱，百病蜂起。故调理脾胃者，医中之王道也；节戒饮食者，却病之良方也。”又在《育婴家秘·卷三》强调：“苟能饮食有节，寒温适宜，则脾胃强实，外邪不能侵，内邪无由起，何病之有哉？”浙派中医儿科非常重视合理饮食、调护适宜对脾胃运化的重要性，认为小儿肠胃薄弱，且“血热俱盛”，发育迅速，阳常有余，阴常不足，常因饮食不知节制而出现食积不化，进而引起多种病证，故“节戒饮食”是小儿预防疾病的重要手段。浙派儿科诸多医家在调理小儿脾胃过程中十分重视节制饮食，提倡合理喂养、均衡饮食以顾护脾胃。

现代浙派中医儿科名医临证发现，饮食失节可引起多种儿科疾病，故无论是对小儿疾病的诊治，还是健康保育方面均应重视节制饮食。俞景茂提出护理小儿要注意调其饮食、适其寒温，小儿乳贵有时，食贵有节，饮食应定时定量，勿令过饱；食物应寒温适中，四气兼备，五味相济，不可偏颇，避免摄入过多的寒凉炙煿之品。宣氏儿科提出“食积”新论，认为食积不仅是一个病名，更是一个病因，会导致多种疾病的发生。过度饮食易影响心肝，如小儿多发性抽动障碍、惊风等，都与之有关，故宣氏儿科治疗小儿多发性抽动障碍除药物治疗外，还要求患儿注意节制饮食，避免寒冷刺激。马莲湘注重宣教正确的小儿喂养观，强调小儿宜饥饱适宜，应纠正挑食、偏食等不良的饮食习惯；

提倡母乳喂养，且应适时添加辅食，保证营养成分，保护脾胃功能。另外，小儿应营养均衡，严忌营养过剩，不能片面强调高蛋白、高营养，切勿加各类保健品。一旦出现小儿脾胃功能受损，消化、吸收障碍的现象，应及时调整饮食结构，适量、定时地给予易消化的食物，尤以清淡素食为好，而不得强行喂食。待其脾胃功能恢复、胃纳开启后，方可逐渐增加蛋白类饮食，补充必要的营养素。衢州龚氏儿科认为，喂养过度易伤脾胃，易成食积或乳积，主张喂养小儿应处处顾护脾胃。正如《幼科发挥·调理脾胃》所云："调理之法，不专在医，唯调乳母，节饮食，慎医药，使脾胃无伤，则根本常固矣。"

在长期的临证实践中，浙江近代医家重视脾胃的共性特点，形成了具有地域特色的流派特征，为临床运用提供了理论依据和指导思想，为充实浙派中医儿科学术内涵起到了积极作用。其调补脾胃、切勿呆滞，临证用药、轻灵活泼，四旁诸疾、调治中州，顾护脾胃、饮食有节的学术特色，对后学者临床实践与运用有极强的指导意义。

第三节　详辨虚实，巧用和解之法

和解法，又称和法，在《黄帝内经》《伤寒杂病论》中虽未明确提出此概念，但已有相似的思想和治疗法则出现，如《素问·至真要大论》谓："燥司于地，热反胜之，治以平寒，佐以苦甘，以酸平之，以和为利。""气之复也，和者平之，暴者夺之。"又如《伤寒论》中曰："吐利止，而身痛不休者，当消息和解其外，宜桂枝汤小和之。"而"和法"概念最初由清·成无已《医学启源》提出，基于"和"的思想。

和法既是治法，也是治则，有狭义和广义之分，狭义的和法不仅针对半表半里，还可针对两个不同的脏腑，或两种不同病邪相兼为病，如和解少阳、调和肝脾、调和肠胃、调和寒热、表里双解、补泻同用等，以及平其太过，皆可谓之和法，和法之功在于调和人体气血津液，使人体阴阳达到平和，无太过，亦无不及。广义的和法实际上包括了多种治法的组合使用，变化无穷。正如周学海所言："和解之方，多是偶方、复方，即或间有奇方，亦是方之大者。"中医学在两千多年的发展历程中，始终重视"和"。"和"是人体内部，以及人与自然天地的和谐，而"失和"是致病的根本原因，中医治疗的目的正是调整其失和的状态。随着时代的变迁，儿童的疾病谱也随之改变，致病因素日益复杂，儿科杂病相对增多，加之小儿感邪后易寒易热，易虚易实，寒热错杂，虚实相兼，然脏腑娇嫩，既不耐受攻伐，亦不承受滋补，而和法平缓，宜于小儿稚阴稚阳之体。因此，当代浙派中医儿科医家对"和法"有了前所未有的重视，传承并发展了中医和法。他们在传承《黄帝内经》《伤寒杂病论》等中医经典与钱乙等历代医家思想尤其是张景岳"和方之制，和其不和者也"的思想的基础上，结合浙江的地域、气候、经济、人文特点，以及小儿的生理、病理特征等综合因素，形成了独有的儿科和法应用特色。

一、强调分期，善用和解表里

小儿内有肺、脾、肾三脏常不足，五脏六腑清灵稚嫩，外有肌肤薄弱，藩篱疏松，卫外机能不固，抵抗力弱，不耐外邪侵袭，加之小儿生活不能自理，寒温不能自调，故发病容易、感邪之后传变迅速，常太阳经证未罢，并见少阳经证、阳明经证，或少阳阳明合病，或三阳合病，因此医家需对疾病的病因病机、症状的发生发展仔细分析，准确判断，明辨邪正消长，见微知著，精准分期，力争及早合理用药，消未起之疴，治未病之疾，以防传变。

浙派中医儿科医家根据临床经验对疾病加以分期，认为在疾病的迁延期或恢复期，病情时缓时著，证候错杂，乃营卫失和、表里同病、枢机不利，此时可采用和解表里法，方以小柴胡汤和桂枝汤应用最广泛。小柴胡汤和解表里，桂枝汤调和营卫气血，浙派中医儿科医家喜两方合用，使人体一身之气条达，表里、气血、脏腑、经络通畅，致阴平阳秘，精神乃治。马莲湘运用小柴胡汤和解表里治疗感冒、时行感冒之发热初起，小儿热病后余邪未净，低热不退，以及痄腮、湿疹、疰夏、瘾疹等；用桂枝汤加减治疗自汗、盗汗等。俞景茂将反复呼吸道感染分为感染期、迁延期、缓解期，认为此病特点是反复不定，似有往来不已之势，病机则以少阳失利、枢机失和较为常见，当以和解法治之。俞景茂在反复呼吸道感染的迁延期或缓解期喜用柴胡桂枝汤化裁治疗，该方表里同治，缓补缓攻，补而不碍邪，攻而不伤正。宣桂琪常运用“疏解表邪而化湿滞”的表里双治之法治疗小儿轮状病毒性肠炎。宣老还认为化脓性扁桃体炎在临床上初期多以表里同病为主，治疗上，初期以表里双解、清热解毒为重，方以清咽利膈汤或凉膈散加减。董氏儿科运用桂枝汤合星附六君汤治疗迁延性肺炎。盛丽先常用柴胡桂枝汤治疗小儿病毒性感冒或体虚小儿呼吸道疾病迁延阶段的调理。王晓鸣在治疗小儿哮喘缓解期时，常用张景岳“和阵”中的金水六君煎合玉屏风散、苏葶汤加减（膏方），可获良效。浙派中医儿科医家擅长分期治疗小儿外感疾病，并将和法应用于疾病的初期、缓解期和迁延期，尤其在治疗小儿肺、脾系疾病时，恰当运用和法不仅可缩短疾病病程，还可减少反复呼吸道感染、哮喘等疾病的反复发作。

二、重视寒热，擅长调和脏腑

寒热是辨别疾病性质的纲领，《类经·疾病类》曰：“水火失其和，则为寒为热。”小儿乃纯阳之体，稚阴稚阳，易寒易热，与成人相比，传变迅速，寒邪常更快地入里化热，形成外寒里热证、寒热错杂证；另有素体虚寒而骤感风热者，亦有内有郁热伏邪而再感寒邪者，或有上热下寒之证，病久气血阴阳损伤，正气虚则邪气屡凑，故虚实相兼，寒热错杂者常见。彼时单用温热药温之，恐助其热；纯用凉药清之，又恐增其寒，宜寒热并用，方可使寒去而不生热，热清而不生寒，用和法最能切中病机。浙江地处东南沿海，雨水丰盈，且自古为富庶之地，民喜食肥甘厚腻之品，患病后则更容易出现虚实夹杂征象，如夹痰、夹湿、夹滞。

浙派中医儿科医家推崇钱乙小儿五脏学说，常以肝脾不和为主要病机，或累及其他脏腑功能，将和法用于脏腑失调疾病，多用调和肝脾、调和肝胃、调和肠胃、调和肝肾等法，“辛开苦降、寒热同调”。马莲湘运用痛泻要方合益脾镇惊汤治疗肝脾不调之泄泻，用半夏泻心汤加减治疗胃肠功能紊乱、寒热错杂之泄泻、呕吐。詹起荪治小儿疾患，如对小儿肺炎迁延难愈者、遗尿、肾炎、过敏性紫癜、湿疹等，常从肺脾论治，鼓舞脾胃之气，使脾胃运化康健，肺之治节如常。俞景茂喜用调和肝肾法治疗小儿抽动障碍，用调和肺脾法治疗腺样体肥大。宣桂琪提出“肾主藏精，铅为阴邪”之论，在治疗高铅血症、铅中毒引起的神经系统失调时，常以养阴补肾柔肝、和胃健脾等为治疗原则，研制的小儿降铅Ⅰ号冲剂，疗效确切，深得患者欢迎。董氏儿科辨证治疗小儿疳积、水肿、夜啼、贫血等疾病时，多从脾胃之生化升降着手，在临床诊疗中疗效显著。董氏儿科还认为哮喘缓解期的患儿多为肺、脾、肾三脏不足，导致水液运行不利，精微反酿成浊饮，且“正不存内，易致邪凑”，根据“痰之本源于肾，痰之动主于脾，痰之成贮于肺”理论，治以杜绝其生痰之源为主，兼以调和肺、脾、肾三脏，灵活施治，收效良多。盛丽先温凉并用治疗咳嗽、哮喘等，在治疗外感初起干咳少痰时，以疏宣七味汤为基础方（荆芥、防风、薄荷、蝉蜕、桔梗、甘草等），全方微温微凉，药性平和，能疏风宣肺、散结利咽，无论风寒、风热转化或寒热并存，均可应用，祛邪外达而无闭门留寇之弊。盛丽先善于调和脾肾治疗过敏性紫癜、紫癜性肾炎。陈华认为，小儿肝常有余，神气怯弱，所欲不遂或学习负担过重，或心境委屈，而致肝气不舒，横逆犯胃，胃失和降，易致脾胃纳运受制，阳郁气滞出现胃脘胀痛之证，近年来肝胃不和之胃脘痛在学龄期儿童最为多见，陈华常用调和肝胃法治疗小儿反复胃脘痛，方以四逆散加减。小儿并不是成人的缩影，而是有其特殊的生理病理特点，临床上常见寒热错杂之证，浙派中医儿科医家善于观察、精准辨证，运用寒热同调、温清并用之和法，以达祛邪而不伤正之功。

三、辨别体质，注重调整阴阳

人体阴阳的盛衰决定了体质的不同，体质的不同最终导致疾病的易感程度、病机演变及预后的差异。《黄帝内经》曰“生之本，本于阴阳”“阴平阳秘，精神乃治”。张景岳认为脏器各有强弱，禀赋各有阴阳；清朝会稽医家章虚谷在《医门棒喝》中将人的体质分为阳旺阴虚、阴阳俱盛、阴盛阳虚、阴阳两虚四种类型。而中医对小儿体质的认识最早见于《黄帝内经·灵枢》所载：“婴儿者，其肉脆，血少气弱。”温病学家吴鞠通在《温病条辨·解儿难》中提出：“小儿稚阴稚阳之体，系脏腑薄弱……肌肤嫩，神气怯，易于感触。”其后张锡纯在《医学衷中参西录·治小儿风证方》中指出：“盖小儿虽为少阳之体，而少阳实为稚阳，有若草木之萌芽，娇嫩畏寒。”由此可见，小儿稚阳未充、稚阴未长，伤阴、耗气、损阳均比成人容易出现。

当代浙派中医儿科医家重视患儿体质的差异，提倡辨体立法，并根据疾病中阴阳消长变化，燮理阴阳。对于儿科肾病、抽动障碍等慢性病、疑难杂症常能起到桴鼓之效。宣桂琪注重调和阴阳，并提出“阴阳水平线之下的阴阳失调”新论，如肾病综合征、再生障碍性贫血、白血病等患儿多存在阴阳气血俱不足，但也会出现相对“阳亢”“邪实”的表现，在治疗上仍遵从“阴阳平衡”的治则，在补虚的同时平其亢、祛其邪，继承了戴天章“平其亢厉，谓之和”的思想。宣桂琪认为多发性抽动障碍反复发作，病情迁延，人体阴阳失调是很重要的内因，应治以调治阴阳兼祛邪，常用桂枝加龙骨牡蛎汤加减。盛丽先应用升阳益胃汤治疗迁延性肾炎，运用三才封髓丹加减（天冬、熟地黄、人参、黄柏、砂仁、甘草）治疗气阴两虚、虚阳上浮之小儿难治性肾病综合征、反复口腔溃疡等。俞景茂注重调整阴阳，认为小儿心火易亢，阴不潜阳，故夜间不寐而啼哭不宁，彻夜啼哭，阳气耗损，无力抗争，故白天入寐；正气未复，入夜又啼，周而复始，循环不已，导致阴阳失衡，常用导赤散合孔圣枕中丹治疗阴阳不和之夜啼。邵征洋以加味导赤散配合涌泉穴位贴敷治疗小儿夜惊，常获良效。浙派中医儿科医家治疗小儿心、肝、肾系等慢性病或疑难病时常先别阴阳、定体质，后采用调和阴阳之法，纠体质之偏颇，从而达到人体阴阳平衡、疾病自去之效。

浙派中医儿科医家继承前贤思想，并开拓创新，重视运用“和”思想解释疾病的病机，巧用和解之法，创立和法新方。和法被用于治疗儿科多种疾病，如反复呼吸道感染、哮喘、胃脘痛、腹痛、泄泻、自汗、盗汗、夜啼、多发性抽动障碍、肾病综合征、肾小球肾炎等。病位处于半表半里，或在疾病的迁延期、缓解期时，适宜和解表里法；慢性病、疑难病呈现虚实夹杂、寒热错杂、阴阳失和之证时，宜寒热并用、阴阳同调，不偏不倚。和法无偏性，故可变化多端，和合药性，缓而不慢，更适宜小儿娇嫩之体，故而疗效显著。“方从法出，法随证立”，浙派中医儿科和法理论逐渐成熟，和之方剂更加丰富，和法的临床应用体系逐步完善，为儿科医家运用和法治疗疾病提供了切实可行的理论和实践指导依据。

第四节　注重风邪，善用祛风之药

风邪为六淫之首，其性轻扬开泄，易致腠理开、津气泄，营卫失和，引他邪乘虚而入，常兼风邪而为患，故曰风为百病之长。风邪致病善行而数变，其症状变化多端，发病迅速，经云“诸风掉眩，皆属于肝”，曲直动摇，风之用也。小儿脏腑娇嫩，形气未充，五脏六腑未臻完善，肺常不足，腠理疏松，最易为风邪所伤，由表入里；肝常有余，脾常不足，土虚木乘，易内生肝风；肾气未充，水不涵木，虚风内动，内外风常相合而发病。因此，浙派中医儿科医家十分重视风邪在儿科疾病中的重要地位。浙派中医儿科重视风邪的学术思想和临证特色来源于《黄帝内经》和《伤寒杂病论》理论体系，秉承钱乙《小儿药证直诀》并有所发挥，将金元诸家的理论灵活运用于儿科临床，吸收了明清时期温病学派的学术精华，形成了独特的学术和临证特色。

一、明确病因，关注风邪为病

《素问·骨空论》云：“风者百病之始也。”《黄帝内经》首次构建了风邪的理论体系，明确了风邪在发病中的重要地位。《伤寒杂病论》从临床角度，进一步阐述了人体感受“风邪”之后的症状、病机、治法和方药。张仲景将“风邪”单独提出作为伤寒最重要的致病因素之一，创立了如桂枝汤、小柴胡汤等以祛风为主要功效的方剂，至今仍为儿科临床所常用。钱乙继承《黄帝内经》《伤寒杂病论》的学术观点，结合儿科独特的诊疗经验，完善了病证与脏腑的对应关系，如“肝主风”。浙派中医儿科吸收前人的学术经验并结合儿科临床特点，认为小儿脏腑柔弱、肌骨嫩怯、卫外不固，易为风邪所侵；小儿体质“易寒易热、易虚易实”，阴阳难以合和，易生内风，内外风常相合而致病。随着环境变化，风邪致病概率较前增加，致病范围也较前变广。浙派中医儿科拓展了“风邪”内涵，除了传统意义上的六淫之“风”，还包括工业废气、汽车尾气、雾霾和外界致敏因素，如冷热刺激、动物毛屑、飞絮花粉、异性蛋白等过敏原，其侵袭机体主要表现为鼻塞打喷嚏、眼痒流泪、皮肤风团、肌肤瘙痒、呕吐腹泻等。

现代浙派中医儿科名医在临床诊治儿科疾病时，尤其重视“风邪”在小儿疾病发病中的地位。随着环境、社会的变化，儿科疾病谱也随之改变，除了常见的外感疾病，许多神经系统疾病、过敏性疾病的发病都与“风邪”有密切的关系。董氏儿科认为小儿形体未充，肺常不足，故寒温失调，或气候变化，其弱嫩之体易为外邪所袭，此为外风。小儿肝常有余，一旦稍感外邪或失治，易化火、生风出现变证，如高热惊厥等肝风证，此为内风，当重在预防。宣氏儿科提出小儿肺常不足，卫外机能不固，寒暖不能自调，最易受风邪侵袭，以致引动肝风内动而见抽动，故对抽动障碍的治疗以外风立论，认为外风是本病最重要的原因之一。詹起荪认为小儿之所以易患外感咳嗽，主要由外邪经皮毛、口鼻入侵肺脏所致，因此治疗以“宣通肺气，疏散外邪”为原则，主张用药宜予轻浮，不可重浊，需取微辛以散之、微苦以降之，合乎娇肺轻清之治。俞景茂对小儿湿疹、荨麻疹、过敏性咳嗽、过敏性鼻炎等过敏性疾病有新的认识，认为其发病突然、消失迅速、表现多端、反复发作的特点与风邪“善行而数变”的致病特点相似；小儿过敏体质又与内风关系密切，与禀赋不足、先天遗传、卫表不固有关，亦可由于外风留而不去而成内风，每遇外邪引动即可发作。盛丽先认为许多儿科疾病均与风邪有关，如肺系疾病的感冒、咳嗽、肺炎喘嗽、哮喘、反复呼吸道感染等，脾系疾病的泄泻、呕吐等，肾系疾病的急性肾小球肾炎、肾病综合征、过敏性紫癜等；在临床上治疗小儿肺系、脾系、肾系疾病时提倡从风论治、灵活辨证、伍用风药，以达轻可去实之效，正如《临证指南医案·卷五》曰：“盖六气之中，惟风能全兼五气……盖因风能鼓荡此五气而伤人，故曰百病之长……由是观之病之因乎风起者自多也。”

二、注重病机，擅长养血祛风

《素问·病机气宜保命集》云：“热则生风，冷生气，是以热则风动，宜以静胜其躁，是养血也。”气虚则正不胜邪，风邪稽留，血虚则生风。风邪侵袭，邪气聚结，又因气虚运行无力，均可致气血运行失调，而生瘀血。浙派中医儿科继承前人的学术观点，认为风邪之所以缠绵难去，实因与虚、瘀有关。风可滞血，重则瘀，风热客于脉络，血不循经，外溢肌肤，则出现紫癜，故治疗上多用祛风清热、凉血安络的药物。小儿肉脆血弱，再受风邪外袭，“风盛津伤而血枯”，津伤而燥，皮肤肌腠失于荣养，则出现瘾疹、湿疮，故治疗常主张养血润燥祛风之法。李中梓《医宗必读·卷十》言“治风先治血，血行风自灭。”他提倡在疏风以祛外风同时，配伍养血之品息风以制内风，使血虚得补，营卫调和，脏腑筋脉得以濡养，起巩固善后之功。

浙派中医儿科认为风邪致病易致气血运行不畅，治疗上常需祛风与养血并施，使阴血充盛，则气血运行调畅，有利于疏散风邪。风药多辛燥，表药多发散，故疏风必先养血，防辛散之物更耗津液，以达到“疏其气血令其调达”的目的。龚氏儿科强调小儿用药须牢记稚阳之体、阴血不足的特点，久病更应注重固阴养血，治疗湿疹反复发作，常在疏风解毒中加入何首乌、胡麻仁等养血润燥解毒之品。马莲湘治疗乙型脑炎后遗症之头痛，以养血祛风为法，常用川芎、赤白芍、归尾活血祛瘀通络，白芍、制首乌养血滋阴，佐以菊花、钩藤、白芷、藁本、夏枯草平肝祛风，收获满意疗效。詹起荪提出复发性过敏性紫癜除了湿热内蕴外，与外感风邪亦关系密切，治疗在宣畅三焦气机、分化湿热的同时，需清凉透泄血中之伏热，临床常配伍蝉蜕、僵蚕两味虫类药。詹起荪认为，蝉蜕“轻清灵透，为治血病之圣药”，僵蚕功能散风泄热、平肝解毒，二药合用可透达、清泄内伏血分之紫癜。俞景茂治疗过敏性疾病时重在疏风，常用防风、辛夷花、地肤子、白鲜皮、蝉蜕等风药，具有抗过敏控制疾病的作用，在疏风的基础上同时少佐活血养血之品，如当归、丹参、丹皮、赤芍等，取其养血疏风之效。宣桂琪指出小儿喉源性咳嗽、过敏性咳嗽、哮喘反复发作均与风邪留恋有关，治疗上既要祛风脱敏，又应理气调肝。盛丽先认为紫癜迁延反复，多因血虚燥而生风，或血热伤阴而生风，加之外风侵袭，内外风杂合相应，扰于营卫而致病，治宜养血滋阴外，必不忘祛风，临床运用生地黄、熟地黄、当归等养血滋阴药的同时联合羌活、防风等风药祛风养血。浙派中医儿科在不断地临床实践中扩展了“养血祛风”的内涵，在小儿神经精神系统疾病、免疫系统疾病、过敏性疾病等治疗中广泛运用，收获满意的疗效。

三、运用风药，强调“轻可去实”

“风药”指具有风之特性，能治疗诸风疾病的一类药物，李东垣在《内外伤辨惑论·说形气有余不足当补当泻之理》中提出“风药”名称，即“味之薄者，诸风药是也，此助春夏之升浮者也”。风药性清扬如风木，质地轻、气味薄，具有升、散、行、透等多种特性，代表药有荆芥、防风、苏叶、白芷、羌活、桑叶、菊花、柴胡、升麻、薄荷、淡豆豉、牛蒡子、蝉蜕、葛根等。风药升散向上，轻可去实，味薄无碍胃气。钱乙推究方药，选药轻灵平正，药少而精，治疗儿科实证、热证“四两拨千斤”，体现了“轻可去实”的思想。对于小儿特禀体质，风药可恢复肺之宣发肃降、脾之升清降浊、肾之封藏固摄，从而治疗实证、重病。小儿属少阳之体，体质轻清，不耐大寒大热之药，风药禀少阳之气，轻清灵动，用风药之灵动拨小儿之清灵脏气，可随拨随应。正如《丹溪心法·中寒二》所言“其或可者，盖亦因其不敢放肆，而多用和解及平和之药散之尔，若粗率者，则必杀人。”

浙派中医儿科认为风药顺应春夏升浮之势，具有升浮、疏泄、发散的特性。在继承前人的基础上扩展了“风药”应用范围，外可调表之卫气，内可和脏腑之气，发挥风药调畅气机、升发清阳、息风平肝等功效。因风药之性偏辛香燥热，易耗损津液，故临证时药味宜少，用量宜轻，强调适度用药，中病即止，恐“诸风之药损人元气而益其病故也”。董氏儿科紧扣小儿“脏气轻灵，脾胃脆弱”的生理特点，采用方药力求精简，自拟“升清运脾汤”治疗小儿病毒性肠炎，常用质轻味薄之荷叶、扁豆衣、金银花、藿香等，以达养阴运脾，升清降浊之效。宣氏儿科论治抽动障碍时，强调在“内因需从肝论治，外因突出风邪”基础上：外感风邪、留恋难祛者，治拟清热利咽、疏风通窍以缓解鼻咽部炎症，改善过敏症状；阴虚火旺、肝风内动者，注重养阴平肝、息风止痉以改善患儿情绪心理症状。龚氏儿科继承《时病论》“量轻灵验”的用药特色，每张处方少则三四味，多不过八九味，且用量很轻，常用 3 ～ 9g，矿物药如牡蛎、石膏、滑石等亦不超过 15g，如用辛凉解表法（薄荷一钱半、蝉蜕一钱、前胡一钱半、淡豆豉四钱、瓜蒌壳二钱、牛蒡子一钱半）治麻疹欲发未发，疗效显著。詹起荪临床用药清轻灵动，方专药纯，力求精简；用量轻微，一般量为 4 ～ 6 克，如黄芩、木香、玉蝴蝶、枳壳、蝉蜕之类，仅用 2 克；气味轻薄，既不损正气，又能灵气机、醒脾胃；芳香流通，顺应小儿脏腑之特性及生长发育之机。马莲湘在治疗素体脾虚、久泻久痢之患儿时，提倡尽早运用“升清法”，认为风药运用得当能协助扶正祛邪，加快泄泻的治愈；其处方中常配伍升麻、柴胡、羌活、葛根、防风等风药，以鼓舞脾胃之气，运化湿邪，与补气药合用能升清止泻，使补而不滞。盛丽先临床擅长运用风药调理脏腑气机，治疗儿科诸病：以辛温、辛凉之风药疏风解表，宣畅肺气，治疗肺卫表证；以扬清抑浊、开上启下之风药鼓舞中州，顺应脾阳升发之性，条达气机，以助脾健运；以质轻味薄之风药疏表达邪，兼能胜湿。肺气宣畅，则脾复升清、肾得封藏。正如《脾胃论·脾胃胜衰论》云：“阳本根于阴，惟泻阴中之火，味薄风药，升发以伸阳气，则阴气不病，阳气生矣。”风药能调和阴阳，调理脏腑气机，调气和血，使“外风”不易入侵，“内风”无以滋生，阴平阳秘，五脏安和，小儿才能茁壮成长。

浙派中医儿科注重风邪的学术思想源于《黄帝内经》《伤寒论》，在儿科鼻祖钱乙《小儿药证直诀》基础上，吸收融入了金元诸家和明清温病学派的思想并不断扩展。在长期的临证实践中，浙派中医儿科“注重风邪”理论内涵逐渐丰富，其中“明确病因，关注风邪为病”“注重病机，擅长养血祛风”“运用风药，强调轻可去实”的学术特色，对后世儿科临床实践具有重要的指导意义。

浙派中医儿科历史悠久，名医荟萃，诸家争鸣，其学术思想也广为传播。浙派中医儿科学术流派的挖掘、研究、传承得到了政府和社会的高度重视，厘清其学术传承脉络，是继承老一辈浙派中医儿科人的重要步骤，也是深入思考学术流派形成的必经之路。现代浙派中医儿科人应在充分发挥地域特色优势的前提下，博采众长、广开言路，使浙派中医儿科在前进中完善、在实践中提高、在创新中发展。

第四章

浙派中医儿科名医荟萃

浙江地处中国东南沿海，风景秀丽，人杰地灵，历史悠久，文化深厚，经济繁荣，孕育了丰厚的浙江中医药文化，浙派中医学派纷呈，浙江中医儿科根植于此土壤，在传承中发展，在开拓中创新，凝练出浙派中医儿科“详钱乙五脏热证，倾河间寒凉之法，倡丹溪滋阴清热，创绍派伤寒新论”的学术路线，“偏于滋阴清热，重视顾护脾胃，巧用和解之法，善用清宣祛风”的学术特色。涌现出了大批的中医名家，古有钱乙、陈无择、朱丹溪、戴思恭、虞抟、张景岳、吴师机、龚香圃等儿科大家，近有董廷瑶、马莲湘、宣志泉、詹起荪等老一代的儿科名家，现有俞景茂、宣桂琪、董幼祺等浙江省国医名师，盛丽先、王晓鸣、侯春光、邵征洋、陈华、邱根祥、陈健等浙江省名中医，薪火相传，新人辈出。

第一节　古代名医

一、钱乙

（一）名医简介

钱乙，字仲阳，被誉为“儿科之圣”，生于北宋仁宗至徽宗年间（约1032—1113年），享年82岁。钱氏为宋代东平人，祖居钱塘，其祖父于宋代初年北迁居山东郓州。钱乙出生于中医世家，父亲钱颢善针医，但嗜酒好游，忽有一天东游海上不归，时年钱乙才3岁，母亲或因父亲的不告而别受了打击而早早病故。钱乙姑母一家念其孤身一人便收养了他，此后钱乙便跟随姑父吕氏学医。钱乙刻苦力学，无书不窥，通晓百家，临证以儿科为主，二十多岁便以《颅囟方》而著名。元丰年间，钱乙因治愈宋神宗甥女被授予翰林医学士，次年又因诊治皇子仪国公有功而升为太医丞。由于钱乙本就身患周痹，因此为朝十年后便辞官还乡。

（二）学术渊源

钱乙出生于中医世家，自幼跟随姑父吕氏学医，时常陪同姑父上山采药，对草药也是略有研究。钱乙力学不倦，精研《黄帝内经》《伤寒论》《神农本草经》等医书，博览天文地理，临诊为方博达，不名一师。或是由于童年的不幸，钱乙尤为关注孩童的疾患，立志以广慈孩提为己任，在诊治小儿方面积累了丰厚的临证经验，并提出小儿的生理病理特点，自拟“地黄丸”“泻脾散”等传世名方，著有《伤寒论指微》五卷，《婴孺论》百篇等书。其学生阎季忠搜集钱乙生前论述，总结出现存最早的儿科学专著——《小儿药证直诀》。

（三）学术特色

1. 阐述生理病理，奠定儿科基础

钱乙从事小儿医40余年，积累了丰富的临证经验，提出了小儿“五脏六腑，成而未全，全而未壮”的生理特点，以及“脏腑柔弱，易虚易实，易寒易热”的病理特点[35]。《小儿药证直诀》中提到“小儿在母腹中，乃生骨气，五脏六腑，成而未全”，自小儿出生后“即长骨脉、五脏六腑之神智也”。由于小儿脏腑全而未壮，形气未充，抵抗力较成人低下，易因外邪及调护失宜等因素而发病，且传变迅速，具有“易虚易实、易寒易热”的病理特点。钱乙系统地提出了小儿生理病理特点，对后世儿科学的发展有深远的影响。

2. 综合四诊之法，创新望诊特色

钱乙在四诊中尤为注重望诊，强调通过临证时对小儿色泽、形态、动作等方面进行观察，并与五脏相联系，提出了“面上证”，即“左腮为肝，右腮为肺，额上为心，鼻为脾，颏为肾”，通过面部不同部位色泽变化来判断疾病在五脏的归属。同时，钱乙还提出了“目内证”，以目内色——赤色、淡红色、青色、黄色、无精光色论治疾病所属脏腑及疾病性质。钱乙将望诊与脏腑辨病相结合的思想，为后世医家诊治小儿疾病提供了新的诊治思路。

3. 确立五脏辨证，辨别寒热虚实

自《黄帝内经》提出脏腑辨证的观点以来，不少书籍都记载论述过五脏辨证，但多属成人疾患的论述，小儿五脏辨证的论述却是极少的。钱氏以五脏为纲，以证候为依据，将“惊、风、困、喘、虚”归纳于心、肝、脾、肺、肾的证候特点，辨其虚、实、寒、热，突出临床表现与脏腑关系的描述。同时，钱乙从整体观出发，重视时令对脏腑的影响，如“肺病春见，肺胜肝，当补肾肝治肺脏，肝怯者，病春也”。以上皆说明钱氏强调五脏之间、五脏与自然之间是一个统一的整体。

4. 重视脾胃论治，顾护小儿中焦

“脾胃虚衰，四肢不举，诸邪遂生”，钱氏十分重视小儿脾胃的调治。他多次强调小儿的脾胃生理特点是“脾脏怯”“胃怯”“脾脏虚”“脾胃虚”，尤其是吐泻、发热、积滞、慢惊等疾病，应当从脾胃论治。钱乙以“脾初虚而后结积，治宜先补脾，后下之，下后又补脾”为主要诊疗思路，用药柔润轻灵，清凉攻伐，精专攻宏，自创补脾方剂益黄散、异功散、白术散，为后世医家广用。

5. 注重小儿肾阴，化裁创新新方

钱乙从小儿特点出发，强调“肾主虚”，特别是肾阴虚，小儿脏腑柔弱，肾中阴血每感不足。钱乙从《金匮》肾气丸中去桂、附而为六味地黄丸，六味地黄丸为壮水之主、以镇阳光之剂，与小儿阴常不足、无须益火的特点相匹配。六味地黄丸不止滋肾阴，根据五脏一体理论，五脏之中，肝无补，肾无泻，补肝可用六味地黄丸，“乙癸同源，肝肾同治”“泻肝即所以泻肾，补肾即所以补肝”。

6. 着眼热病惊搐，应用凉开之法

惊风抽搐是儿科常见证候，由于小儿气血未实，神气未充，肝常有余，真阴不足，柔不济刚，外因火热惊恐，内因痰湿积滞，易致肝风内动，心火上炎。风热相搏，每易神昏抽搐。钱乙应用攻下阳明腑实之法泄热开窍，还创立了清肝泄热、芳香凉开等方法，拟方凉惊丸、抱龙丸等，为儿科热病抽搐神昏的治疗提供了有效方剂，并启发了温病学派。

（四）临证经验

钱乙刻苦力学，博览群籍，无书不窥，“为方博达，不名一师，所治种种皆通，非但小儿医”。钱乙行医数十载，尤善小儿医，遣药制方，用药轻灵，善于化裁古方，善用成药，不拘于籍，量少效著。

1. 论治惊风

钱氏以急、慢分论惊风，阐明了急、慢惊风为阴阳异证，在病因、病机、治疗上进一步论述，提出“急惊合凉泻，慢惊合温补”的治疗原则。钱乙认为急惊风由外伤惊恐或热痰客于心胃引起，病性阳、热、实，症见“身热面赤引饮，口中气热，大小便黄赤，剧则搐也”，治以凉泻除痰热、去心火、平肝风，方选利惊丸下之，且钱乙强调不能用巴豆及温热药下之，以避免药性过热而进一步伤及津液；慢惊风属阴、寒、虚，症见“昏睡，睡露睛”“大便不聚而为泻”，多因小儿病后或误下伤及脾胃，脾虚生风而成慢惊，慢惊风治宜温补以祛风，风退则利止，可用宣风散，待患儿病情好转再予使君子丸补益脾胃。

2. 论治疳证

钱乙认为小儿疳证病在脾胃，多因小儿久病或大病吐泻后，脾胃已虚，医师又误下、误吐，以致“脾胃亡津”，而致疳证。故钱氏在治疗时提出“初病津液少者，当生胃中津液，白术散，惟多则妙”。同时，钱乙认为疳证应分新久内热，初病多为肥热疳，久病多为瘦冷疳，还以五脏辨证为纲领，详细论述了疳证的分类、所主证候及主方，提出了五脏“诸疳皆依本脏补其母，及与治疳药”，热者宜用胡黄连丸，冷者宜用木香丸，冷热夹杂之疳者宜用如圣丸。

3. 论治疮疹

钱氏认为疮疹是由于小儿在母胎中感受胎毒所致，并将疮疹以五脏分证论治，提出“肝脏为水疱，肺脏为脓疱，心脏斑，脾脏疹，归肾变黑”，系统地阐述了疮疹的病因、病机，以及顺逆症候及疮疹的理法方药，提出乳母慎口，不能让小儿受饥、受冷的调护方法，以防止邪毒内陷而病重。

4. 论治夏热吐泻

钱氏十分重视气候变化对于小儿脾胃的影响。钱乙论治小儿夏热吐泻时，强调应随着节气时令的变换，根据患儿身热、口渴、吃奶、二便等情况来判断小儿脏腑寒热错杂程度，治疗上予益黄散、玉露散以寒热并用，补泻兼施，且根据患者寒热情况调整用量。

5. 论治肺病

小儿肺病见“肺主喘，实则闷乱”“吐青绿水”“吐痰涎乳食”“咯脓血”等症状。钱乙认为小儿疾病中肺主病最多，“喘”是小儿肺系疾病的主症，由于小儿“肺常不足”“纯阳之体”，易感受外邪，即使外感风寒之邪，也能很快从阳化热。这反映了钱乙对于肺为热扰则气津宣降失常，故常出现咳嗽而喘、气急等肺病症候有提纲挈领的深刻认识。钱乙强调肺气不足，即使喘满为实证表现，治宜先进补脾之剂，使其恢复中运，继而投泻白散泻肺热则愈，该经验为目前临床表现肺气虚的反复呼吸道感染治疗提供了可贵的临证经验。

6. 论治肾病

钱乙认为，小儿肾脏病证有虚、实之分，虚证多见。钱乙非常注重保护小儿先、后二天，尤其注重保护小儿脾肾阴液，针对小儿肾虚之证，勿须补阳，只须补益肾阴，六味地黄丸正是针对小儿肾多虚而设。肾脏病证以虚证多见，但也有肾实证。关于肾实证，钱乙指出热毒炽盛，疮毒内陷于肾以致肾实证，“肾气大旺”，邪气壅盛，然小儿肾气阴未充，不宜泻肾，故钱乙用百祥丸以伐肾之功转嫁于泻膀胱之腑。此外，钱乙还指出“水肿而喘”，是水邪犯肾，肾病及肺的肾肺两实证。

二、陈无择

（一）名医简介

南宋名医陈无择（1131—1189年），名言，因祖籍青田鹤溪，故自号鹤溪。陈无择幼年聪慧灵敏，及长博学多艺而长于方脉，治病立效。陈氏著《三因极一病证方论》为永嘉医派奠定了深厚的学术基础，被后世门派医者视为立法之宗。该书撰成于淳熙甲午（1174年），共18卷，内、外、妇、儿各科皆有涉猎，载方千余首。

（二）学术渊源

陈无择习医于何人受业于何门并无详载，但《三因极一病证方论·太医习业》云："医者之经，《素问》《灵枢》是已；史书，则诸家本草是也；诸子，则《难经》《甲乙》《太素》《中藏》是也；百家，《鬼遗》《龙树》《金簇刺要》《铜人》《明堂》《幼幼新书》《产科宝庆》等书是也。"这说明陈无择在学习岐黄之术的道路上认百家为师，将各家经典医书类喻为"经史子集"，并对其进行深入浅出的钻研，以此夯实了早期的医学理论知识，为日后创立永嘉医派奠定了深厚的基础。

（三）学术特色

陈无择的儿科理论详见于《三因极一病证方论》卷十八的部分儿科内容，可具体分为小儿总论一处，小儿初生法四处（回气法、服药法、通大小便法、脐风撮口证），变蒸一处，以及七处小儿病（夜啼、积热、惊风、解颅、魃病、疳病、不行证）。

1. 大方小方殊病少

"凡小儿病，与大人不殊，唯回气、脐风、夜啼、重舌、变蒸、客忤、积热、惊痫、解颅、魃病、疳病、不行数证，大人无之，其如伤风、伤寒、斑疮、下痢，用药则一，但多少异耳"，陈言认为小儿疾病大部分都可以按大人之病来诊治，但如回气、脐风、惊痫等病惟小儿独有，因此自有其独特的诊治理论和方法，又如伤风伤寒等，虽然在用药上是一样的，但或多或少也是有差异的地方，大概与小儿"脏腑娇嫩，形气未充""生机蓬勃，发育迅速"的生理特点，以及"发病容易，传变迅速""脏气清灵，易趋康复"的病理特点有关。

2. 重视小儿初生法

陈氏重视小儿初生时养护，《三因极一病证方论》详载了小儿从接生时的不啼哭到七日内可能发作的脐风撮口等一系列问题的认识或解决方法，虽然有待进一步考究其中的科学性，但反映了陈氏对新生儿养护的一些认识：小儿出生时不啼哭乃火气不足；黄连浸汤拭口防"恶血"入腹成百病，在今可理解为对小儿吸入性肺炎的预防；小儿出生大小便不通可刺激体表相应穴位而通之；对于脐风撮口，书中记载的齿龈上白色颗粒乃马牙也，可自愈，乃新生儿正常生理表象，书中认为因治脐风撮口时应擦破，值得商榷。

3. 小儿变蒸守《千金》

陈氏在小儿变蒸方面的理念遵从孙思邈《千金要方》所言，认为变蒸者是

“变者上气，蒸者体热”，是小儿初生时的一种生理现象，以身热为主症并兼杂其他症状，轻者五日而解，重者十日乃除，若“或违日数不除，切不可妄治及灸刺，但少与紫圆微下之”，提倡用药物治疗病理性的小儿变蒸。

（四）临证经验

“小儿夜啼有四证：一曰寒，二曰热，三曰重舌口疮，四曰客忤”，陈氏将小儿夜啼按具体病因分为五类：因寒而啼者予蒜丸回阳通气，因热而啼者予灯花散清心定躁，因重舌而啼者予蒲黄散掺舌下祛瘀消胀，因口疮而啼者予牡蛎散掺口疮处敛疮止痛，因客忤而啼者予黄土散涂患儿头上及五心用以镇静安神。

“小儿积热者，表里俱热”，陈氏认为小儿食积发热需表里同治，内热先以四顺饮子通腑泄热，除内热后更需用惺惺散或红棉散加麻黄解表宣热，除内外热邪后还要固护元气，谨防阳气外越，故予粳米汤煮六神散以和胃固阳，若阳浮于外而热重者可予银白散。

“小儿发痫，俗云惊风，有阴、阳二证”，陈氏将急、慢惊风分为阴、阳二证论治：急惊风者阳证也，处以阳痫方，药用朱砂、芦荟、胡黄连等苦寒之品；慢惊风者阴证也，处以阴痫方，药用附子、天南星、半夏等燥热之属。

小儿解颅者，头骨应合而不合也，陈氏治疗此疾取外治之法：一者取细辛、桂心、干姜三物为末名三辛散，和乳汁而敷颅上，干而敷之，待患儿面赤即愈；二者取蛇蜕炒焦为末，合猪骨髓调敷颅顶，每日三四遍乃可愈。

魃病者“其证微微下利，寒热去来，毫毛鬓发狰狞，不悦者是也”，本病于西医学中较难找到对应的病名，文中说其病因有二：一者小儿尚是胎儿时被恶神所附，此乃鬼神之说不足以信；二者小儿尚未能行，而其母又有身孕，使患儿饮孕时母乳而得病。此病治以龙胆汤，方中龙胆、柴胡、黄芩清少阳，桔梗宣肺热，钩藤、蜣螂清肝定惊，芍药配甘草缓急柔肝，大黄泻阳明，待患儿随时间长大可渐增人参、当归二物。

陈氏言小儿疳证，或因缺乳，或因过早添加辅食，或因久患胃虚虫动，因此治疗上使用肥儿丸健脾消积，或去黄连、神曲、麦芽、槟榔而加诃子、丁香、芦荟成六神丸治之，更有疳证发热者用龙胆丸（龙胆草、黄连、使君子、青橘皮）清热除疳。

小儿足软弱不能行走，陈氏认为是由于先天禀守的精气不足，因此治疗上强调从肾论治，或用真五加皮为末调粥下，治以强腰膝补肝肾，或六味地黄丸合鹿茸而成鹿茸地黄丸治以补益精血、强壮肾阳。

三、朱丹溪

（一）名医简介

朱丹溪，名震亨，字彦修，号丹溪，义乌（今浙江义乌市）赤岸镇人。生于元代至元十八年（公元1281年），卒于元代至正十八年（公元1358年）。他提出了“相火论”（《格致余论·相火论》）的学术观点，创立了“阳常有余，阴常不足”（《格致余论·阳有余阴不足论》）学说。其代表作有《格致余论》《局方发挥》《丹溪心法》《金匮钩玄》等，后世将其与刘完素、张从正、李东垣并称“金元四大家”。

（二）学术渊源

朱丹溪中年学医，36岁时师从名儒大家许谦，理学思想对朱丹溪医学思想的形成产生了重要影响，促进了其学说的形成，被誉为“中国医学史上一位医理并通的医学巨匠”。朱丹溪研读经典，并将其融会贯通，他遥承岐黄、发挥仲景、精研本草，使之在理论、临床、药物等方面都获得了坚实的基础。而后朱丹溪得罗知悌为师，深领河间学派之奥旨，旁通子和、东垣之法，并能集诸家之大成，创造性地把刘完素外感火热的学术研究思想引向了内伤火热的证治之中，提出了“气有余便是火”（《丹溪心法·火六》），阐述了气机阻逆产生邪火的病机，同时又提出了“攻击宜详审，正气须保护”（《格致余论·张子和攻击注论》）的治疗观点，进一步发展了张从正的攻邪理论，可见其是熔三家之学术思想于一炉而有创新。

（三）学术特色

《格致余论·慈幼论》根据小儿生理特点，详细论述了小儿在生活、饮食、心理等方面的养护方法，集中体现了朱丹溪防治儿科疾病的重要思想，具体内容主要有以下几点：

1. 阴常不足，慎养之道

在当时“局方”之学盛行的大背景下，反对滥用燥热毒药成为朱丹溪的主要学术主张。基于此，朱丹溪提出了“阳有余，阴不足”论，在对小儿生理病理特点的认识上，朱丹溪认为“人生十六岁以前，气血俱盛，如日方升，如月将圆。惟阴常不足，肠胃尚脆而窄，养之之道不可不谨”。明代万全在朱丹溪“阳有余，阴不足”论的影响下，提出著名的小儿“三有余，四不足”生理病理特点，又称为“脏腑说”，沿用至今。

2. 薄衣养护，恐防阴气

朱丹溪继承了《诸病源候论·养小儿候》的某些观点，谓："童子不衣裘帛……盖下体主阴，得寒凉则阴易长，得温暖则阴暗消。是以下体不与帛绢夹厚温暖之服，恐妨阴气……"《说文解字》记载："裘，皮衣也。""绢……谓粗厚之丝为之。"朱丹溪认为，人体下半身主阴，精血津液在寒凉的环境中易于生长，而在温暖的环境中易被消耗。所以，朱丹溪提倡小儿穿薄衣可增强幼儿抵抗力，反对穿着毛皮衣物和绫罗绸缎等丝织品，以免耗伤阴液。

3. 发热难化，易伤肠胃

朱丹溪指出，小儿有"气血俱盛，食物易消，故食无时"的生活习性，却又有"肠胃尚脆而窄"的生理特点，所以"稠黏干硬，酸咸甜辣，一切鱼肉、木果、湿面、烧炙、煨炒，但是发热难化之物，皆宜禁绝"。"熟菜、白粥"等易于消化食物及"味咸"的"生栗"和"性凉"的"干柿"等果品，"可为养阴之助"，如此"非惟无病，且不纵口，可以养德"。因此，朱丹溪主张小儿宜食用富有营养而又容易消化的食物，不宜肥甘厚腻、辛辣炙热，以免伤及脾胃而滋生他病。

4. 姑息娇养，积成痼疾

朱丹溪告诫做父母的不可娇惯孩子，论曰："妇人无知，惟务姑息，畏其啼哭，无所不与。积成痼疾，虽悔何及！所以富贵骄养，有子多病……"唯小儿欲望是从，容易养成"任性骄横"和"唯我独尊"的性格，影响其成人后的道德修养，日久积累，对小儿的身心成长均无益处。

5. 乳子之母，尤宜谨节

"饮食下咽，乳汁便通。情欲动中，乳脉必应。病气到乳，汁必凝滞。儿得此乳，疾病立至，不吐则泻，不疮则热，或为口糜，或为惊搐，或为夜啼，或为腹痛"。朱丹溪指出，乳母的饮食、情志和疾病可以通过乳汁影响小儿的健康，导致吐泻、热疮、口糜、惊搐、夜啼、腹痛等疾患；而"乳母禀受之浓薄，情性之缓急，骨相之坚脆，德行之善恶，儿能速肖，尤为关系"则说明乳母的体质强弱、性情缓急、德行善恶都能直接影响小儿的生长发育。因此，选择合适的乳母也是养护小儿的重要环节。

6. 母胎同体，病俱安俱

朱丹溪从优生的角度提出胎教的重要性，"儿之在胎，与母同体，得热则俱热，得寒则俱寒，病则俱病，安则俱安。母之饮食起居，尤当缜密"。这里提醒孕妇在饮食起居方面应密切注意。他还举数例说明：一母孕时喜食辛辣热物，致儿“胎毒”，满头生疮，继之以痰喘，精神昏倦；一母孕时得病未药，亦致儿“胎毒”，遍身疮痍，并生痁疾。朱丹溪一方面告诫孕妇要谨慎饮食起居，另一方面提醒孕妇生病时避免耽误就医。

（四）临证经验

“保和丸”由朱丹溪创立，出自《丹溪心法》卷三积聚痞块门，保和丸由山楂六两，神曲二两，半夏、茯苓各三两，陈皮、连翘、莱菔子各一两组成；主治一切食积。其药性平和，又能和胃，故以“保和”命名。

朱丹溪辨治气血病证不外虚、实两方面。虚者补气养血，主以四君、四物，且论治与养生相辅相成，构成了朱丹溪辨证论治的主流。妇科难产责之气虚不运，“补其母之气，则儿健而易产”，并立大达生散方。

朱丹溪治疗急、慢惊风，以重镇安神、息风止痉、清热、化痰、开窍为主，常用药物有朱砂、全蝎、胆南星、防风、麝香；服用方法上，急惊风用姜蜜薄荷汤或荆芥薄荷汤或灯芯汤调乳汁灌服，慢惊风用桔梗白术汤或参术汤化下。

朱丹溪治疗吐泻，无论热证、寒证，其处方、剂型和服用方法均以顾护脾胃为原则。如朱丹溪治热性吐泻及黄疸，在用三棱、莪术、黄连、陈皮、青皮清热理气活血的同时，选用白术、茯苓、六神曲、麦芽、甘草，并用米汤调服，以健脾和胃；治寒性吐泻腹痛，则用健脾温中的白术、茯苓、人参、陈皮、苍术、厚朴、猪苓、泽泻、干姜、肉桂、甘草为末，炼蜜丸梧桐子大，食前米汤化下，以利于缓慢充分吸收。

据《丹溪心法》记载，朱丹溪常采用内外同治、餐前餐后间服、乳母服或母子同服等多种方法齐头并进，治疗顽固性疾病。如朱丹溪治小儿秃头，先用白灰烧红，淬长流水令热洗之，次又内服酒制通圣散，同时外用胡荽子、伏龙尾（即梁上灰尘）、黄连、白矾为末，油调敷；治小儿脱囊，用木通、甘草、炒黄连、当归、炒黄芩，水煎服的同时，用紫苏茎叶为末干敷；治疗子热，用炒白芍、香附、滑石、甘草、黄连、生姜煎汤，乳母共服。朱丹溪用药态度科学、严谨，足资后辈借鉴。

四、戴思恭

（一）名医简介

戴思恭（1324—1405 年），字原礼，号肃斋，浙江浦江（今诸暨）人。少时“从朱丹溪先生游”，先生见其颖悟倍常，爱其才敏，遂“尽以医术授之”。

戴思恭既得真传，医术精湛，名噪浙西，洪武年间曾入朝为御医。他在杂病辨治方面亦继承和发展了朱丹溪的学术思想，其医学理论多能阐明《黄帝内经》之旨，开诸家无穷之悟。明朱国祯称为“国朝之圣医”，后亦有人誉其为“明代医学之冠”。戴思恭著有《证治要诀》《推求师意》《类证用药》等书，又订正其师《金匮钩玄》三卷，附以己意，多有发挥。

（二）学术渊源

戴思恭父士尧为名医，自幼受家学熏陶，有济世活人之心，立志学医继承父业。时朱丹溪医学负盛名，思恭 20 岁时，徒步到义乌拜为师，潜心研究古代医学理论，学习医术。朱爱其才敏，尽以医术传之。因此“识日广，学日笃，出而治疾，往往多奇验”，遂以医道鸣浙东西。丹溪翁治病往往一帖见效，戴思恭也得师傅真传，用药大胆精当，疑难杂症，常常数味草药便手到病除。思恭虽宗丹溪滋阴之说，却没有门户之见，择其善者而从之。他并不因信奉师傅的学说而排他，在医疗实践中灵活吸收和综合运用了刘完素、张从正、李东垣等诸大家的理论成果，师众之长，加以融会贯通。在他成为医官前，就使“京师缙绅家无不敬爱之”，因“服其剂者，沉疴豁然如洗”。

（三）学术特色

《推求师意》由戴思恭撰于明成祖永乐元年（1403 年），专为阐发朱丹溪未尽之意而作。其中《小儿门》在朱丹溪主要著作的基础上，除了增加小儿脉象和指纹诊法、变蒸学说，还对蛔虫等九种病证的病因、病机、辨证、治法进行了补充，概括总结了戴思恭在儿科方面的独特见解。

1. 色脉肤温参验论诊

对于小儿诊脉方法，戴思恭主张“以大指按三部”。脉率以一息计，他认为一息六七次为平脉，十次为发热，五次为内寒。《推求师意·小儿门》中论及浮、紧、沉缓、弦急、促急、紧弦、洪、浮迟、沉细、单细、牢实、伏结、大小不匀、浮大、乱十五种脉象。其所主病证分别是脉浮主风，脉紧主风痫，沉缓主伤食呕吐，弦急主气不和，促急主虚惊，紧弦主腹痛，洪脉主虫扰，浮迟主潮热，沉细主里寒，单细主疳痨，牢实主便秘，伏结主癥瘕积聚，而脉乱、浮大或大小不匀均为危重征兆，预后不良。戴思恭通过指纹颜色判断病因病证，沿袭了南宋许叔微《普济本事方·小儿病》的观点，认为紫色为感受风热，红色为伤及寒邪，青色是内动惊风，白色为疳证，黑色为感受戾气以致热邪深重或气滞血瘀，黄色则是湿邪困遏脾阳。

2.“气属阳，动作火”论

朱丹溪云“气有余，便是火”，故戴思恭认为“气之与火，一理而已，动静之变，反化为二”，这是戴思恭对气机的生理、病理方面的重要阐发。当气处于正常状态下运行不息之时即谓之气。当其逆乱变常之际则谓之火。小儿为“稚阴稚阳”之体，“阳常有余”，因此，戴思恭在治疗儿童气病时提出“气作火论，治与病情相得”，认为气病不可一概用辛香燥热之品，因辛香燥热之品只能劫滞气，借此暂开一面，舒快于一时，若方中不设制遏佐使之品，服之反增郁火，蒸熏气液，以火济火，则更伤阴血。

3.“血属阴，难成易亏”论

戴思恭宗《黄帝内经》之说、朱丹溪之论，指出荣为水谷之精气，和调于五脏，洒陈于六腑，入于脉中，化为阴血，与五脏乃至周身有密切关系。他认为阴血是“生化于脾，总统于心，藏于肝，宣布于肺，施泄于肾，灌溉一身”。同时戴思恭谓:“血者神气也，持之则存，失之则亡。是知血盛则形盛，血弱则形衰，神静则阴生，形役则阳亢。”朱丹溪谓小儿“阴常不足”，因此保养阴血、切勿耗之、伤之，对儿童的健康有重要的意义。

（四）临证经验

戴思恭辨治“夜啼”，予以清肝心、镇神安魂之剂；治夜啼和躽啼则以温平和、利气血之剂。

关于“斑疹”的治疗，戴思恭认为“治是症者，果二火热盛，泻之分气血表里，辨时令寒热、禀质壮怯、病状轻重，随宜用药，初无执一之说”。这里说明了斑疹的多样性、复杂性，医者须结合气候寒热温凉与患儿体质强弱、病情轻重，灵活辨证用药。

戴思恭在继承整理丹溪翁治疗急、慢惊风的基础上，又有所发挥，提出“急、慢惊风病机，以一言统之，谓诸热瞀瘛，诸病惊骇，皆属于火……治法清心、凉肝、安神、定魄，用辰砂、牛黄、吊藤、芦荟、全蝎、天麻、龙齿、虎睛、南星、腻粉、脑、麝之类”。另外，据戴思恭所述，急惊用利惊丸、导赤散、泻青丸、地黄丸，搐止再服安神丸；慢惊当去脾间风，先以宣风散利二便，后用使君子丸、益黄散健脾益气、涩肠止泻。如此看来，也是传承了钱乙的治法。

针对既往疳证之证治纷繁复杂的现状，戴思恭大胆提出无论何种疳证均要根据五脏升降浮沉的生理特性和寒热温凉的生理病理特点，采取“虚者补之”“实者泻之”的原则辨证论治，不必拘泥于某一证型或具体方药。

对于变蒸学说，戴思恭认为“变蒸有早有晚，依时如法者少也”，并对初变者及反复发热不退和发热汗出不止者，分别应用肝黑散和紫霜丸治疗，对变蒸时遇寒所致寒热交争、腹痛娇啼不止者，则给予温熨方法外治。

五、虞抟

（一）名医简介

虞抟，明朝中期著名医学家，生于公元 1438 年，卒于公元 1517 年，字天民，自号花溪恒德老人，现浙江省义乌市廿三里镇花溪村人，《义乌县志·人物》曰：“义乌以医名者代不乏人，丹溪之后，惟抟为最。所著有《医学正传》《方脉发蒙》《百字吟》《半斋稿》行于世。”

（二）学术渊源

《医学正传·或问》曰：“予同邑丹溪朱彦修先生，上承刘、张、李三家之学，而得罗太无为之依归，以医道大鸣于当世，遐迩咸取法焉。予故曾叔祖诚斋府君，幸与丹溪生同世、居同乡，于是获沾亲炙之化，亦以其术鸣世。予祖父相承家传之学有所自来。”这说明了虞氏家族从曾叔祖虞诚斋起至虞抟本人皆列于丹溪门下，深受丹溪医学的影响。朱丹溪本是义乌当地有名的儒学先生，后弃儒从医，因在杭城听闻有位名医精于医业叫罗知悌。罗知悌不仅是刘完素的再传弟子，还旁通张从正、李东垣等诸家之说。遂朱丹溪前去拜谒，几经波折终拜于罗氏门下，尽得其传。虞氏亦受朱丹溪之传。

（三）学术特色

虞氏儿科学术思想详见于《医学正传·小儿科》，该卷首论病因及脉法，再记载惊风、发搐、五痫、疳证、吐泻、痘疹 6 个门类的 24 种病证的证治，其中吐泻门下另附腹胀、腹痛、夜啼、痰热、解颅、走马牙疳、脐风撮口等 18 种“小疾”，理法方药甚详。虞抟之学术思想可总结为以下几点。

1. 孺子襁褓内，胎毒伤食为最多

“内无七情六欲之交战，外无大风大寒之相侵……抑考其证，大半胎毒而少半伤食也，其外感风寒之证十一而已”，虞氏在书中提出婴幼儿因在襁褓中尚且能避风寒，少有外感之患，又不像成年人有太多的情志变化，因此病因简单，大抵分两种：一者起于孕妇怀孕期间调摄失宜而生的胎毒，二者因未循小儿正常脾胃发育规律而不当喂养导致的伤食。因此针对婴幼儿的诊治，如惊悸、风痫、发搐、痰壅等可从胎毒入手，如吐泻、黄疸、五疳、腹胀等谨记伤食之理。

2. 一岁至六岁，指纹辨证细精详

《医学正传・小儿科》曰："如一岁至六岁曰婴孩，惟以男左女右手次指三关之脉，以为验病轻重死生之诀。"虞氏认为一岁至六岁小儿寸口脉细小而短，且肌肤薄嫩易于观察，因此首推小儿指纹诊法，至七岁及以后始可"一指探掌后尺寸三部之脉"或按成人脉诊，并在书中绘图分注各类指纹图形以作指导。

3. 小儿纯阳体，八岁以前当如是

最早提及小儿纯阳体质的医书是《颅囟经》，该书提到"凡孩子三岁以下，呼为纯阳，元气未散"，即是说三岁以下的婴幼儿体内残存来源于父母的"元阴元阳"，所以是纯阳之体。然而虞氏提出"夫小儿八岁以前曰纯阳，盖其真水未旺，心火已炎，故肺金受制而无以平木，故肝木常有余，而脾土常不足也"，直接将年龄界限提升至八岁，认为纯阳之体是一种生理机制的结局，小儿八岁前肾阴不足以相济心火，导致心火过旺而相乘肺金，金虚克木不及，最终导致小儿"肝有余脾不足"的体质。

4. 旁征且博引，各家经方治儿疾

虞抟虽师承于朱丹溪，但亦精研钱乙、孙思邈、刘完素等众多医家之书，博采众方，著述《医学正传・小儿科》时既沿袭既往先贤的经典名方，又附载个人对某些儿科疾病的单方验方。据统计，该卷所载方剂中，单独列出方名的约 200 首，以钱氏小儿方为主，另旁征博引其他各家及虞氏家学之理法方药。

5. 痘疹最为重，虞氏儿科详细言

《医学正传・小儿科》并非痘疹专著，但在该卷中对于痘疹的论治详细且全面，诚如"夫小儿痘疹之证，最为酷疾，不日之间，死生反掌"，可见虞抟那个年代出疹性的急性传染病对于儿童来说是相当棘手的。虞氏认为痘疹发病，内因"胎毒藏命门"，外因"岁火热毒"，病性属阳属心火，病位归脾、肺二经，察色按脉紧抓虚实表里，初起治以微汗为度，不妄下而温凉之方兼相济，解毒和中安表而已。作为朱丹溪儿科折中派的代表，虞氏治痘疹摒弃偏寒或偏热的按图索骥之道，认为处方用药还需根据时令气候、病证缓急等具体的情况而行。

（四）临证经验

《医学正传・小儿科》分惊风、发搐、五痫、疳证、吐泻、痘疹 6 个门类的疾病论述，因此虞氏儿科诊治小儿经验以此稍作探讨。

1. 惊风门

惊风门之总论援引《黄帝内经》《小儿药证直诀》，以钱氏之说为基础，继承朱丹溪学术观点，并载诸家方药。治法遵钱乙之道，认为慢惊为脾虚，急惊乃痰热，慢惊多用黄芪汤、益黄散、温白丸等剂温补中焦脾胃，急惊以安神丸、镇惊丸、五福化毒丹等清热豁痰、凉肝祛风。

2. 发搐五痫门

此二门内容皆源自《小儿药证直诀》，发搐潮热依据不同的时辰而分类，进而各分不同的脏腑而治，更有因伤风、伤食而引起得发搐；五痫则依叫声不同而类比犬、牛、鸡、猪、羊，并按五脏分治。在治法上，发搐五痫多用苦寒清热方药，或如泻青丸、导赤散、五色丸之属。

3. 疳证吐泻门

钱仲阳言“疳，皆脾胃病，亡津液之所作也，因大病或吐泻后，以药吐下，致脾胃虚弱亡津液”，可见吐泻为因，疳证为果，二者互相联系。虞氏从《黄帝内经》及《小儿药证直诀》学术思想出发，共载药方16则（疳证12则，吐泻4则），尊师钱氏，虽分五脏、寒热、虚实治之，然见清热消积法为多，用药补以熟地黄、人参、山药之品，泻用黄连、槟榔、芦荟等类。

4. 痘疹门

此门虞氏论述颇详，医理医论采撷百家，根据不同的辨证方向：辨内外因、辨形气病、辨三阴三阳经、辨形气不足、辨表里虚实、辨时气发斑、辨疮后余毒等，给予各有寒热偏性及补泻目的的方药，对于不药而愈者可焚烧大黄、苍术、胡荽等药物熏泽室内或喷洒胡荽水以避秽恶之气，并列举五种不治之证。

六、张景岳

（一）名医简介

张景岳，又名张介宾，字会卿，别号通一子，同时因为善用熟地黄，有人称他为“张熟地”。明末会稽（今浙江绍兴）人。是温补学派的代表人物。张景岳自幼聪颖，博览群书，自幼随父学医，对医学领悟尤多。其壮年从戎，但数年戎马生涯无所成就，遂解甲归隐，潜心于医道，医技大进，名噪一时。57岁后才专心从事于临床诊疗，著书立说。崇祯十三年去世，享年78岁。张景岳在多年临床实践中，力主温补，特别针对朱丹溪之“阳有余，阴不足”提出异议，创立了“阳非有余，真阴不足”的学说，创制了许多补肾方剂，《景岳全书》即为其代表作。《景岳全书》中有关小儿生理、病理等相关内容的论述体现了张景岳对小儿疾病的诊治经验，至今仍有临床指导意义。

（二）学术渊源

张景岳幼时即从父学医，13岁随父到北京，师从名医金英（字梦石），尽得其传。张景岳早年推崇丹溪之学，“阳有余，阴不足”等思想。张景岳在多年丰富的临床实践中，逐渐摈弃朱氏学说，私淑温补学派前辈人物薛己，薛己身为明太医院使，主要为皇室王公贵族诊病，其认为病机多见虚损，故喜用补法。张景岳出身贵族，交友多豪门大贾，故法从薛己，立主温补，特别针对朱丹溪之“阳有余而阴不足”，创立了“阳非有余，真阴不足”的学说，创制了许多著名的补肾方剂。

（三）学术特色

1. 小儿之病，易治难辨

张景岳认为，小儿之病易治难辨。易治是因为：一，小儿之病，病因单纯，病种范围有限，“非外感风寒，则内伤饮食，以至惊风、吐泻及寒热、疳痫之类，不过数种”；二，小儿“脏气清灵，随拨随应”，即小儿脏气纯净不杂，反应灵敏，用药见效快，若“能确得其本而撮取之，则一药可愈”。张景岳认为，小儿之病虽易治，但难辨，尤其是虚实难辨。八纲辨证中，阴阳、表里、寒热在小儿病中极易辨识，但唯虚实最难辨，且“虚实二字最为紧要”。张景岳认为辨虚实需结合望闻问切，四诊合参，“内察脉候，外观形气，中审其内情”，相互结合，方可辨出虚实。

2. 四诊合参，尤重脉诊

张景岳言“《素问·阴阳应象大论》曰：‘善诊者，察色按脉，先别阴阳。审清浊，而知部分；视喘息、听音声，而知所苦；观权衡规矩，而知病所主。’按此论，虽通言诊法之要，然尤与小儿为最切也。”张景岳提出四诊合参，才能对疾病做出确切的诊断，儿科尤其应此。张景岳非常注重脉诊，他认为新生儿已有脉可辨，并提出因为儿科为哑科，脉诊尤其重要，而且小儿的脉不像成人种类多样，只要特别关注强、弱、缓、急四者，则可辨别寒热虚实。

3. 强调培补，避免克伐

张景岳不主张“阳常不足，阴常有余”，而认为“阳非有余，阴本不足”，阳非有余则应慎用寒凉之药，阴常不足则应慎用攻伐。他认为，培补正气，避免克伐，“实求本之道，诚幼科最要之肯綮”，并提出“培补方是保赤之主”的学术思想。他在《小儿则·小儿诊治大法》中还指出先天不足的孩子可以通过培补后天来保命延年。

（四）临证经验

张景岳认为，辨虚实需结合望闻问切，四诊合参。首先，小儿来诊，从整体出发，需望小儿体质之强盛与柔弱，强盛为实，柔弱为虚；再望小儿形色之红赤与青白，红赤为实，青白为虚。在治疗泻痢时需望粪溺色，张景岳提出小儿吐泻时，较成人更易处于脱水状态，脱水则小便量少，小便量少所以尿色黄，此时不可凭小便色黄而辨为热证。其次，需闻小儿声音之雄壮与胆怯，哭声扬，声音雄壮则属实；哭声低，声音胆怯则属虚。闻诊除听声音外，还要闻气味。然后，需切脉之滑实与虚细。张景岳在诊病时特别重视脉诊，也非常擅长脉诊，对小儿之病亦然。

除查小儿外，张景岳还特别强调要查父母之气，并且母气对小儿的影响更多，母亲的体质与小儿所患之病密切相关，“如母多火者，子必有火病；母多寒者，子必有寒病；母脾肾不足，子亦如之”。若为乳儿，则影响更大。具体治法，张景岳多从薛己之法：“若小儿自受惊，或乳母恚怒，致儿吐泻青色者，宜用异功散；若母食厚味而乳热者，用东垣清胃散；母饮酒而乳热者，用葛花解醒汤，子服一二匙……若母停滞生冷而乳冷者，母服人参养胃汤，子服调中丸……若母气血虚而乳热者，子母俱服八珍汤。”其他如小儿百日内发搐，也有因乳母七情厚味所致。以上均充分体现了张景岳母子同治的理念。

张景岳在治疗小儿病时，非常重视培补方生之气。张景岳治疗多由吐泻所致的慢惊风，认为脾虚生风，需速培元气，行平补、温补、养阴之法；又如小儿夜啼之脾寒者，亦用温补之法。以上皆为虚证，法当培补，但某些表实里虚，常被辨为实证的疾病中，张景岳治病求本，也运用了培补之法。比如在治疗小儿吐泻时，张景岳认为“虚寒者居其八九，实热者十中一二”，即便为伤食呕吐，虽有食滞，终因脾虚不能运化，故治疗仍重在补脾气，而不在饮食，应以培其本。由此可见，张景岳认为有些小儿病虽表现为实证，但究其本质仍为虚证寒证，放手应用培补之法，毋伤胃气，定可收获良效。

在用药上，张景岳对苦寒之药慎之又慎，从不轻易用之。如他不赞成古法之小儿初诞用黄连拭口，古人本欲下胎毒，但不知黄连大寒大苦伤胃气。张景岳认为小儿初诞时用沸汤泡甘草取其汤拭口，甘草汤之浓度以淡为宜。若母气素寒，小儿清弱，则用淡姜汤拭口。在处方用药上，他反对当时的医家用“海底兜法”开大方，无论寒热虚实，强调中病即止，切不可过也。此外，如“大黄、芒硝、黑丑、芫花、大戟、三棱、莪术之类，若非必不得已，皆不可轻易投也”。由此可见，张景岳在用药上，非常重视培补元气，慎用苦寒之品。若必须用，则中病即止，切不可攻伐小儿正气。

张景岳认为小儿往往肾精不足。小儿初生之时，形体虽成而精气未充，天癸未至，说明精之未盛。他还进一步指出，小儿之所以患惊风，是因为真阴亏虚，所以血虚，肝肾同源，精血同源，故“小儿之病，其所关于肾气者非眇”，所以小儿需要补肾，补真阴。

张景岳对于小儿用药失策的各类情况都进行了反思分析和处理，并且进行了医案总结。如对于小儿服药即吐，他分析：寒气犯胃，法当用人参、附子、干姜、肉桂无疑，然季子服药即吐，为之奈何？忽于夜半思忖而得，小儿“胃虚已极，但药之气味略有不投，则胃不能受，随拒而出”，且附子味咸，胃亦不能受。若要使小儿服药不吐，则需调整口感至能被小儿接受，“必得甘辣可口之药，庶乎胃气可安，尚有生意”。于是张景岳在人参汤中，兑入了甘辣可口的胡椒和煨姜汤，“用参汤之十，加椒姜汤之一。其味微甘而辣，正得可口之宜”。如此，其季子终于服药不吐，立竿见影，胃气新复，欲食粥汤，随即转危为安。小儿服药即吐的现象，在临床中非常常见，作为医者应辨对证、开对方。张景岳在治疗危重患儿药不能进的关键时刻，做到了及时调整药物的口感，并最终让患儿服下，转危为安。

七、吴师机

（一）名医简介

吴师机（1806—1886年），名樽，字师机，晚号潜玉居士、潜玉老人，浙江钱塘（今杭州市）人，清末扬州名医，出身于书香门第，被誉为“外治之宗”。道光十六年，吴师机入都应考，因病未与试，后随父迁居扬州，习诗文兼学医术。咸丰三年（1853年）太平军攻到扬州，时因战争频仍，乡间贫病者多，吴师机遂专心研究，用外治法为泰州、泰县等方圆数百里的百姓治病。吴师机毕生着力外治法研究，认为外治可“与内治并行”，并能“补内治之不及”。为将外治之法传诸后世，他以大量精力从事《理瀹骈文》的写作，历时20年，于同治三年（1864年）成书。该书是中国第一部集外治法大成的专著，其中对中医儿科外治法阐述亦多，极大丰富了儿科治疗学的内容。吴师机于光绪十二年（1886年）去世，享年80岁。

（二）学术渊源

吴氏认为，外治法源于《黄帝内经》，《黄帝内经》用桂心渍酒以熨寒痹，用白酒和桂以除风中血脉，外治法在理论上本于《黄帝内经》，外治之理即内治之理，外治之药，亦即内治之药，所异者法耳。由于外治和内治同样以中医基础理论为指导，他特别强调，《灵枢经》《黄帝内经·素问》《伤寒论》《金匮要略》及诸大家之著作，均不可不读，他明确提出临床运用外治法必须遵循的法则，即明阴阳、察四时、分五行、求病机、度病情、辨病形。

（三）学术特色

1. 纯阳娇嫩之体，外治安全适宜

吴氏认为："小儿纯阳之体，不受暖药，且脏腑未坚，并不受诸药。儿初生有鸡蛋清擦法，风寒有疏表法……"小儿为纯阳体质，易从热药而化热，且脏腑娇嫩，形气未充，加之中药苦口，因此外治之法可凭借其作用迅速而直达病所，并具有不良反应相对较小、适应证广、易于推广等特点，能获取理想的疗效。吴氏外治法有数十种之多，推荐用于儿科常用之法如嗅、擦拭、敷、贴、熏、佩挂、药枕、坐药、导法等。

2. 运用引经之药，力求药达病所

吴师机注重引经药的运用，提出"通经走络、开窍透骨、拔病外出之品如姜、葱、韭、蒜、白芥子、花椒，以及槐、柳、桑、桃、蓖麻子、凤仙草、轻粉、山甲之类为引，必不可少"。因此在药性较为平和的小儿外治方中，吴师机"虑其或缓而无力也"，亦需加用生药，如姜、蒜、桑、榆、苍耳、艾叶、芫荽等，或香药，如苏合油、十香丸、冰片、乳香、没药等，或假猛药，如附子、胆南星、大黄、甘遂、大戟、芫花等，以"率领群药，开结行滞，直达其所"，使气血流畅而病自愈。

3. 善用嚏、脐、坐法，巧治小儿全身

嚏、脐、坐三法是吴师机治疗小儿疾病常用的三种外治方法。通常临证治疗时采取近治之法："凡上焦之病，以药研细末，搐鼻取嚏发汗为第一捷法"，从而使"病在上者从上出"之；"中焦之病，以药切粗末炒香，布包敷脐上为第一捷法"；"下焦之病，以药或研或炒，或随证而制，布包坐于身下为第一捷法"。但是，根据辨证论治和整体观念两大中医理论，吴氏提出上焦之病从下而治，中焦之病上、下分治，下焦之病可从上治等治法，随证治之，不拘一法，灵活应用。

（四）临证经验

吴师机提出三焦分治在临床应用时不是一成不变的，应根据具体的病情灵活应用，不乏上病下治和下病上治的情况。如上焦之证下治，"痰喘上气者，生南星或白芥子，姜汁调敷足心"；下焦之证上治，"小便不通，探吐提气而水

自下”；中焦之证上、下分治，“开膈神方，用牛口涎、狗涎、童便煮大附子一个，先涂麝于掌，俟附子脐发时，取弄嗅之，并嗅其汤，亦能开关”等。

对于儿科疾病的治疗，吴氏针对儿科不同疾病、不同证型创立了适宜方法。对于新生儿胎毒，吴师机提倡擦拭法，即用银花甘草水或黄连煎汤拭口以去胎毒。初生儿可用鸡蛋清擦拭以护肤；亦可用黄连油或紫草油擦拭以治婴儿臀红。

对于小儿外感风邪之表证，吴师机提出嗅吸法，即嗅鼻取嚏，用鼻嗅药末，吸入取嚏，达到疏散表邪之法，乃上焦治疗第一法则。

热熨法适用于寒证，寒证喜火、宜炒熨。热熨法不止于熨脐，其他部位若有风寒湿痛，熨之皆有效。填脐乃吴氏中焦外治第一捷法。

坐法乃吴氏下焦治病第一捷法。坐法除可治会阴及肛门疾患外，下焦肝肾、大小肠、膀胱之病皆可治之，坐法治疗小儿内吊，用小茴香、吴茱萸煎汤坐浴，其效甚好。凡治下部肝肾之病，皆宜贴涌泉穴。用吴茱萸贴足心，可治小儿遗尿、腹泻，或微火烘之，又可引热下行，治衄血、牙痛、口疮等。导法也是下焦治法之一种。《伤寒论》有蜜导、猪胆汁导治便秘，其实导法就是现在临床的直肠给药法，除通大便外，还可治疗很多疾病，如患儿呕吐或不愿服药，或服药即吐者，均可直肠给药。

敷贴法，是将中药研成粉末，或调成糊剂，或制成药饼，或研粉撒布于膏药之上，敷贴于体表部位（穴位）的一种治疗方法。佩挂法是将中药装入布袋中做成香囊，佩挂于患儿胸前的一种治法，香囊芳香辟秽，经常佩戴香囊可以辟秽解毒、增进食欲，起防病治病的作用。冰镇法，即吴氏说“阳躁者，膻中有块冰之置”，是用冰块（井水也可）置于发热不退的患儿腋、颈、额等处的一种治法，同现在临床上常用的物理降温之法。

八、龚香圃

（一）名医简介

龚香圃，名时瑞，号“六一子”，浙江省著名儿科中医学家，人称“龚三帖”，声誉浙西。1892 年龚老出生于浙江省衢州市，享年 95 岁。龚香圃先生从医 70 余年，自小女感染疫毒后专攻儿科，为小儿医 50 载，行医期间，乐善好施，救治小儿无数。龚香圃曾荣获浙江省卫生厅颁发的从事中医工作三十年荣誉证书，曾任衢县人民代表大会代表、政协委员，衢州市科协名誉主席，中华医学会衢州分会名誉会长，被列为中医儿科专家载入《全国名医志》。龚老先后编著有《医药补略》《逸山医案》《小儿疳积》《麻疹经验谈》《小儿疰夏》《麻科证治》《有效验方随笔》等，晚年发表《气功静坐法》。《医林荟萃》第一辑中收有《龚香圃儿科经验专辑》。

（二）学术渊源

龚老幼时家境清贫，15 岁在一家布店当学徒。该店业师高寅初，通晓医药，承袭家传秘方，见他年少好学，于是就教授他医学知识，并指导其阅读《药性赋》《汤头歌诀》。闲暇时，龚香圃常跟随高先生入山采药，协助业师医治病患。17 岁，龚香圃认真研读外祖父雷少逸名著《时病论》《医家四要》，博览《黄帝内经》《金匮要略》等医籍，通晓金元四大家等大家名作，采撷百家，善用《时病论》中的治法方药。1915 年，龚香圃随岳父、中医王辑斋在衢州济生施药局行医。1919 年，龚香圃在城南开设六一堂中药店，坐堂门诊，号称“六一子”，主治内科、妇科。1923 年，龚香圃见小女及众多幼儿因麻痘夭折，至此立志专攻儿科医术，先后阅读了《痘症全镜录》《痘诀》《麻科活人书》等儿科名著，深入研究了小儿麻疹、痘疹。1935 年，衢州麻疹、天花流行，龚香圃开立儿科诊所，后在新驿巷旧居开设六一子诊所，且实行贫病减半收费，赤贫者免费，龚香圃医技高超，救人无数，“六一子”名声传遍城乡。龚香圃勤奋好学，曾同时接受上海丁福宝、承淡庵、秦伯未等名师的函授指导，医技更为精湛。

（三）学术特色

1. 善用经典成方，随证加减化裁

龚香圃对中医经典及金元四大家深有研究，如《医约补略·王序》说：“龚香圃君，少逸之外孙也。研究医学有年矣。如黄帝灵素、越人问难、叔和脉学、孙思邈之千金、张仲景之伤寒、金匮，颇有心得，以及张子和、刘河间、朱丹溪、李东垣诸名家各医书，亦无不淹贯精通。故凡求诊者，咸称其有回春之妙焉。”龚香圃认为儿科医师除中医经典外，还需博览儿科专著，尤其是《小儿药证直诀》中详细论述主症及主方等内容，且书中许多经典方即使用于现在也疗效斐然。龚香圃虽通读古籍，喜用成方，却不拘泥于书本，在运用成方时大多会在原方的基础上有所加减化裁，如龚香圃用止嗽散治小儿咳嗽，常根据患儿病症进行加减：有恶心、食少者，加薏苡仁、山楂、炒麦芽及保和丸；痰鸣者，加麻黄、金沸草；发热有涕者，加紫苏叶、香附、秦艽等。

2. 强调嫩阴嫩阳，重视养阴护阳

龚香圃反对“小儿为纯阳之体”的说法，他认为小儿稚阴稚阳，阳有余而阴不足，并非纯阳无阴。龚香圃强调小儿为“嫩阴嫩阳”，虽阳气旺盛，但毕竟是嫩阳，加上阴常不足，发病易虚易实，传变迅速。故在儿科临证过程中，龚香圃强调养阴护阳。龚香圃在儿科临证用药时十分注意护阳滋阴，以顾护小儿生长功能。一般来说，儿科治疗上以护阳为主，滋阴为佐，但久病之儿童多津液不足，久病伤阴，所以治疗应以固阴为主。此外，先生还十分重视煎服方法等细节，会根据患者的体质强弱及病情虚实情况来制定治法、剂量，以及嘱咐患者正确的煎服方法，如：强调发散药煎一次，不宜久煎，分多次服，以防发散过汗；调补药可煎两次，分数次服，以防补而滋腻，损伤脾胃气机。

3. 俱具四诊论治，重视神色苗窍

《幼幼集成》谓：“望闻问切，固医家之不可少一者，在大方脉则然，而小儿科惟以望为主，问继之，闻则次，而切则无矣。”龚香圃赞同前人之论，行小儿医数十年，在儿科诊法中深有研究和体会，尤其是在望神色和审苗窍方面。龚香圃主张：“儿科诊断，以望神色、审苗窍为首要。百日内婴儿，当按囟门。其他三诊则次之。”如小儿望神色：正常小儿面色应红润有光泽；若小儿面色萎黄则多见于脾胃积滞；面色㿠白多为肺气虚弱；鼻两旁㿠白多为脾气不足；两颧㿠白为气虚心衰；面色紫黯为肺气不宣、痰浊内闭。龚香圃以面部神色与五脏相联系，与钱乙面上证有异曲同工之妙，却较钱乙面上证更为详述。

4. 见微知著，先证而治，顾护小儿脾胃

小儿脏腑娇嫩，形气未充，易感邪而发，传变迅速，因此在治疗时机上尤为关键。龚香圃认为医者应熟练掌握小儿各种疾病，把握各种儿科疾病的病因病机，辨证准确，因证施治，治疗时应于相应证候出现之前进行处理，做到见微知著，先证而治，以防传变。如龚香圃在使用补益药时兼以消导，以免中满；使用攻下剂时注意扶正，以免过下而耗伤正气；使用温热药时稍佐以寒凉，以防病情热化；使用寒凉药时应防止寒内生而适当伍以温热药。龚香圃常言：“五谷属胃，故脾胃为仓廪之官。水谷精气之散发，全赖脾气之升。”然小儿脾常虚，易于被饮食、药物、内伤、外伤所伤，故龚香圃主张小儿喂养应顾及脾胃，不可过食寒凉刺激之物，不可喂养过度。调理小儿脾胃时，龚香圃仿叶天士“阳明燥土得阴始安，太阴湿土得阳始运”的观点，重在调理脾胃之气机升降。以龚香圃论治小儿吐泻为例，共用36方，寒热补泻，处处不离“小儿脾常不足”之总旨。例如：用葛根芩连汤治湿热下利，常加甘草以制黄芩、黄连之苦寒，防其苦寒伤胃；用平胃散治寒湿中阻，加山楂、神曲、谷芽、麦芽之类，以助健胃消食。

（四）临证经验

龚香圃先生年少好学，又系衢州名医雷少逸之外孙，从医后苦心研读雷少逸先生的《时病论》《逸仙医案》等，对雷氏治法深有研究和心得体会，尤为表现在先生专攻儿科期间。

1. 麻疹

龚香圃将麻疹分为发热期、透疹期、收谢期三期论治。因麻疹发热期与伤风感冒症状相似，所以麻疹流行期间，龚香圃强调遇到外感患儿时，一定要让患儿次日复诊，以免漏诊误诊。时邪流行期间，其认为外感患儿也可用宣毒发表汤，具体用药需根据患者病情加减，如冬寒加苏叶散寒，夏热可加黄芩清热。龚香圃在治疗麻疹方面深有心得：麻疹初期热甚者，需与黄芩清肺火，以免热甚伤肺；初期伴见呕吐者，为邪毒内困，应去杏仁，加竹茹、橘皮、柿霜。凡邪毒内困难以透出者、麻疹初期伴见呕吐者、疹点隐没于肌肤难以透出者，宜去杏仁。透疹期见皮疹由头部向四肢及躯干蔓延，伴见高热、目赤、呼吸粗促等症，治宜宣毒发表或辛凉清解。轻者疹点未透，方选清热解肌汤；重者皮疹稠密，红肿过甚，方选化毒清表汤。龚香圃认为桔梗、甘草不宜用于麻疹。皮疹透齐后身热渐平，皮疹渐退为收谢期，治应养血滋阴，佐以清热。如患儿声哑咳嗽，为余毒未清，方选清咽滋肺汤；如患儿身热持久不退，方选柴胡清热饮清解虚热，滋养肺胃。龚香圃认为升麻引动阳气，致邪热上逆而作喘逆；桔梗载逆浊气；甘草滞邪，阻碍麻疹透发。故升麻、桔梗、甘草，麻疹应忌用。

2. 百日咳

龚香圃认为百日咳初期多因风寒时邪袭肺，治宜辛散表邪，方如止嗽散、射干麻黄汤之类；若因风热传肺所致，则宜用辛凉甘寒之药，如泻白散、千金苇茎汤治之。龚老自创平逆化痰汤加止血药，以治疗百日咳阵发剧热，咳时伴有咳血、鼻衄等症状。待阵咳渐渐缓和之后，患儿多会出现肺虚症状，可提前加入生脉散或补肺阿胶汤以补肺气生津。在龚香圃行医期间，曾逢全城百日咳流行，龚香圃总结予以下药物临证加减，治疗效果非常明显，具体药物如下：木蝴蝶、川贝母、胖大海、象贝、桑白皮、牛蒡子、款冬花、天花粉、射干、青黛、蛤粉、麻黄、旋覆花、杏仁、竹茹、桃仁、竹沥、半夏、冬瓜子、鲜芦根、瓜蒌仁、白茅根、生薏苡仁、紫苏子、莱菔子、炙甘草。

3. 疳积

龚香圃根据古籍及实践经验将疳积分为纯虚、纯实、实多虚少、虚多实少四大证型，并结合临床疗效总结出：治疗纯实疳积方选集圣丸或自订疳积散以行气消积；纯虚疳积可予参苓白术散或自订补脾肥儿丸以健脾运气；疳积实中夹虚证治以消积健运为主，方选芦荟肥儿丸或自订消积肥儿丸；虚中夹实证予参苓白术散或自订保和丸以消积化滞。小儿疳积日久，耗伤阴液，阴亏发热，龚香圃予秦艽鳖甲散以养阴退热。方中可加草果祛太阴之寒湿，防清热药药性过凉，且又具醒脾之功，以清温并用。

4. 夏季热

龚氏儿科认为夏季热是婴幼儿特有的疾病。婴儿体质羸弱，入夏后不耐受暑热，表现为长期发热、口渴、多尿、少汗或汗闭等症状。龚香圃认为夏至后暑热，太阳阳明热盛耗津气，临床予白虎加人参汤或竹叶石膏汤加减可护阴泄热，王氏清暑益气汤效果也不错。发病初期，若患儿有汗常用“四味香薷饮”，无汗便用“生脉保元煎”。夏至以前发病者，小儿常因脾胃虚弱而致湿热中阻，治宜予六君子汤、东垣清暑益气汤以健脾阳，益气养阴生津。

第二节　近现代名医

一、董廷瑶

（一）名医简介

董廷瑶（1903—2000年），字德斌，号幼幼庐主，浙江宁波人。首批全国名老中医药学术经验继承工作指导老师，首届中华中医药学会儿科分会顾问，曾任上海中医文献馆馆长，创办《杏苑》杂志，开办了上海中医研究班，享受国务院政府特殊津贴，有"中医儿科泰斗"之誉。80多年的职业生涯中，治疗人次达数百万，为中医事业发展，为广大儿童的身心健康，立下了卓著的功绩。学术上，发表论文50多篇，主要著作有《幼科刍言》《幼科撷要》等。获国家中医药管理局科技进步三等奖、上海市科学技术委员会科技进步三等奖等5项，董氏指压法治疗婴儿吐乳症技术被评选为全国中医适宜推广技术。

（二）学术渊源

董廷瑶教授是国家级非物质文化遗产董氏儿科第四代传人。董廷瑶15岁起熟读《黄帝内经·素问》《灵枢经》《伤寒论》《温病条辨》及汉唐方书，16岁起，即随父董水樵学医并侍诊。经其父3年悉心授教培植，加之自身勤学苦练，学业猛进，根基渐深。然而，在他18岁春，父亲不治而病故。他悲痛之下，勉承慈父遗志，在弱冠之年独自应诊。他自感年少学浅，医疗经验尚不足，一边四处虚心求教中医前辈，以求深造；一边临诊细心观察，力求辨证正确，取得疗效。诊余又兢兢业业，博览群书，上溯《灵》《素》，下逮近贤，旁及宋元诸家，理论与经验相应不断提高。

（三）学术特色

董廷瑶教授的学术思想主要体现在"推理论病、推理论治"上，并在此思想指导下制定出"证治九要"。此"九要"是个有机的整体，环环相扣，既体现了中医治病的特色，又是董廷瑶80多年为医精髓所在，并在实践中形成了一套较完整的理论体系。在此理论指导下，董廷瑶结合古代医家之经验和小儿体质病机之特点，创立了诸多治疗原则和方法，创立了用药六字要诀——“轻、巧、简、活、廉、效”，应对疑难杂症，方简效显。

1. 推理论病，推理论治

所谓“推理论病”，就是根据天、地、人、外界自然和身体内在的因素，来分辨致病的真正原因。所谓“推理论治”，就是在辨别致病原因的基础上明确疾病发生的机制，然后制定出治疗的原则。

2. 临证辨治，九点为要

“九要”，即明理、识病、辨证、求因、立法、选方、配伍、适量、知变。①明理：泛指一切医理、生理、病理、舌理、脉理及病家之心理。②识病：就是既要认识疾病，又要了解疾病的发展过程，以及发展过程中的转归。③辨证：就是要正确认识人的整体与局部的关系，通过望、闻、问、切四诊合参，归纳总结，从而取得病家的一手资料。④求因：就是对疾病所表现出来的症状，通过辨证，透过现象抓住本质，从而对疾病的性质做出正确的判断。⑤立法：就是辨证求因后，对疾病做出正确的治疗方案。⑥选方：就是据法而选方，此犹作战之战略战术，用兵遣将，用先人已验之成规，合今人不断创新之经验，才能有的放矢。⑦配伍：就是通过药物之间（君、臣、佐、使）的搭配，从而达到愈病的目的。⑧适量：就是临床用药必须抓住主要矛盾，该重则重，但须中病即止，该轻则轻（犹轻可去实）；在用药过程中，要时时注意保护胃气，做到既稳又准，既合病又合小儿体质之特点。⑨知变：疾病的发展有其一定的规律，但亦会发生特殊的情况和不同的转归，因此临床必须随证应变，做到病变、法变、药变，方能达到愈病之目的。

3. 小儿用药六字诀

“轻”可去实有古训，“巧”夺天工效更宏，“简”化用药须求精，“活”泼泼地建奇勋，“廉”价处方大众化，“效”高何须药贵重。

（四）临证经验

董廷瑶教授在临证方药的运用上，善于总结、善于继承、善于组合、善于创新，特别是较为贴合小儿的生理病理特点，有其独到的见解，用药甚为灵活，甚为有效。

1. 痢疾的治疗经验

董老治痢，用药颇为灵活，有荆、防之疏表，亦有硝、黄之峻下，又有参、术之温补，更有赤石脂、石榴皮之敛涩。药在用之得当，有是症而用是药，顾可不忌。反之，药不合适，虽葛根、黄芩、黄连、白头翁、枳实或槟榔导滞，亦非所宜。此所以必“先议病，后议药”，随宜而治，乃中医不易之道也。

2. 董氏指压法治吐乳

董老在对患儿的诊察中发现，吐乳与患儿咽喉部之“火丁”有关。所谓“火丁”，又称“蒂丁”，是指与悬雍垂相对的会厌软骨局部突起，甚至高耸坚硬，此为浊邪火热熏蒸而形成“火丁”。根据针灸学原理，凡内脏功能失调，沿其经络系统可产生具有良效的治疗点。“火丁”的部位正是足太阴脾经、足阳明胃经在体内循行所过之处。具体操作手法：医师以消毒后的食指蘸少量冰硼散，快速地按压舌根部的“火丁”，随即退出手指，隔日按压 1 次，3 次为 1 个疗程，大多数患儿经 1 个疗程后即愈，甚至 1 次按压即愈，吐未止者也可再做 1 个疗程。

3. 金蝉脱衣汤治过敏性紫癜发作期

董老根据过敏性紫癜的病机特点并结合自己的临床经验，自拟了金蝉脱衣汤用于过敏性紫癜发作期的治疗，效果良好。本方组成：连翘、金银花、防风、蝉蜕、薏苡仁、茵陈、猪苓、苍术、赤芍、大枣、郁金、桂枝。方中以连翘、金银花、防风、蝉蜕清热疏风；茵陈、薏苡仁、猪苓、苍术清化湿浊；赤芍、大枣以和血脉；桂枝性温，力善宣通而散其邪气，但用量宜轻；郁金既能解郁理气以助化湿，与桂枝、赤芍、大枣合用又能调和营卫。诸药配伍，使热清湿化，血归经脉，则紫癜消退。

4. 二陈汤类方的应用

小儿素称“稚阴稚阳”，以其脾胃功能未趋完善，若喂养不当或恣啖生冷，极易生湿酿痰，运化无权，进而气机阻滞，升降失常，则呕恶吐乳、乳食递减、哭吵不宁等症状屡见不鲜；复罹风寒外邪则咳嗽气促、呕吐痰涎，兼发呼吸道疾患。董老常以二陈汤加味治疗上述诸症，审因论治，活法应变，辄能得心应手。

二、马莲湘

（一）名医简介

马莲湘，1907 年 10 月出生于浙江，1992 年 12 月因病逝世。马老自幼诵读经史，14 岁起攻读中医典籍并侍学于家乡名医马莲仙。20 世纪 30 年代就读于上海汉医学院中医内科专修班，后经考试获中医执照，设堂坐诊于浙江湖州南浔镇。1956年应浙江省卫生厅之召赴杭州筹建浙江省中医院，并担任内儿科医师。后又参加了浙江中医学院及学校内儿科教研室的筹建工作，并任首位教研室主任。1978年被聘为浙江中医学院首批中医学教授和硕士研究生导师。1983年被评为首批省级名中医。马老从事中医60余载，擅长内科，精于儿科和肾病。马老善于创新，在全国首创了《马莲湘肾病电脑诊治系统》软件；积极改良中药制剂，研制成功了数十种儿科专药；独创了一套中老年保健操——“还青功”。

（二）学术渊源

马莲湘的中医学启蒙源于堂兄马莲仙，那时堂兄已是奉化乡间名医。马莲湘入“太和堂”当学徒前堂兄赠予《药性赋》《汤头歌诀》《医学心悟》等5本医籍并传授他自己的研习心得。4年学徒期满归乡后马莲湘跟师于其堂兄，跟诊中马莲湘将先前所学的经典理论与实际遇到的病案相联系，又幸得其堂兄点拨，医技日益长进。跟师于其堂兄的日子里，马莲湘深刻领悟到：作为医者，诊查务必仔细认真，四诊合参；诊断务必明确，避免误诊、漏诊；治疗务必随证制宜，用药奇巧而有章法，价廉而安全有效；医嘱务必耐心周到。20世纪30年代，马莲湘在上海汉医学院中医内科专修班进修学习期间又有幸获沪上名医陆渊雷、张赞臣先生的指导。受陆渊雷先生《伤寒论今释》中学术思想的影响，马莲湘临证不喜用苦寒伐胃药，每次为病家遣方用药时都非常注意顾护脾胃。

（三）学术特色

1. 儿科诊断疾病，四诊合参尤重望触

于中医而言，唯有望、闻、问、切四诊合参方能明确诊断、对证论治。由于小儿“气血未充脉难据，神识未开言不知”，儿科之难，难于诊断。小儿口不能言或词难达意，又往往恐医啼哭，难以配合，脉象气息不稳，切脉难行。因此在四诊之中，马莲湘尤其重视望诊和触诊。通过望诊可以判别小儿疾病轻重及体质强弱。小儿脾常虚，脾胃疾病常多发，马老望诊之中又特别重视望舌苔。马老也非常重视触诊，常以触按中冲穴进行急救并判断预后。

2. 治疗中焦疾患，斡旋中土疗效肯定

中土即为中焦脾胃，脾主运化水谷精微，胃主受纳、腐熟水谷，脾为后天之本，气血生化之源。小儿生长发育迅速，对营养精微需求量较大，但同时又因脾胃尚弱，功能处于不断完善之中，加之饮食不知自节，稍有不慎即易损伤

而出现呕吐、积滞、泄泻、厌食等中焦病证。马老根据脾胃脾升胃降、脾喜燥恶湿的特性，善用健脾、补脾、运脾、醒脾、消积等法恢复脾胃之功能。

3. 治疗肾系疾患，升清降浊独显疗效

肾系疾患在马老的年代主要有急性肾炎、迁延性肾炎、慢性肾炎、肾病综合征等。中医将其归于“水肿”范畴。浮肿、蛋白尿为肾系疾患的两大主症。马老认为治疗肾系疾患：一方面，恢复脾主运化、升清的功能，使水谷精微上输于肺，并通过肺的宣发肃降功能布散、濡养全身；另一方面通过降浊，令湿浊自小便而去，方浮肿可消，精微可固。

4. 治疗儿科疾患，应用和法得心应手

小儿脏腑娇嫩，形气未充，肺、脾、肾常不足，心、肝常有余。感邪后易虚易实，易寒易热。马老认为儿科疾患临证常见半表半里、寒热错杂的证型，此时唯用“和法”最为合适。临床他常采用表里双解法、寒热调和法、攻补兼施法治儿疾，不用大寒大热、大攻大补之药，符合小儿稚阴稚阳的生理特点和易寒易热的病理特性，往往临证使用得心应手。故马老在临床中十分重视“和法”，认为“和法”在儿科的治疗法则中地位非同一般。

（四）临证经验

1. 马莲湘治疗肾脏疾病的经验

（1）马老认为尿中蛋白的流失乃属人体精微物质的丢失，人体精微物质本应藏之于肾而来源于脾，故脾气的健运、肾精的固藏是控制蛋白尿的关键。立健脾固肾的治疗原则，自拟消蛋白的基本方。方由黄芪、玉米须、茯苓、山药、薏苡仁、山萸肉、乌梅炭七味药物组成。方中以黄芪补气利水为君药，玉米须利尿消肿为臣药，两药相互作用，补气利尿；佐以茯苓、薏苡仁健脾利湿；山药益气养阴，补益脾肾；山茱萸补气益肾，收敛固涩；乌梅去核后炭烧留其性，酸涩止遗。全方旨在升清降浊，补益脾肾，利尿消肿。

（2）马老认为尿中红细胞或是肺肾阴虚，虚火灼络；或是湿热内蕴灼伤膀胱血络所致。立滋阴清热、利尿降浊的治疗原则，拟消红细胞的基本方。方中药物有南沙参、北沙参、麦冬、生地黄、茯苓、泽泻、大蓟、小蓟、牡丹皮、白茅根、玉米须、山药等。其中，马老喜将白茅根和玉米须两味药另包，嘱患者煎水代茶用。

（3）马老认为肾脏疾病恢复期用药需轻灵，不可妄用甘温滋补之药。若见恢复期水肿消退而妄用甘温滋补药如人参、黄芪、龟甲反而易出现尿中蛋白、红细胞增多或反复。

2. 马莲湘治疗小儿泄泻的经验

（1）马老在总结前人治泻经验的基础上将小儿泄泻的治疗归纳为泄泻七法，分别为利湿法、清热法、消积法、补脾法、升清法、固涩法、调和肝脾法，辨证用于临床各型。

（2）马老认为泄泻论治贵在辨证求因，临床决不能呆板守住几种分型而一法到底。马老临床治疗一例泄泻患儿常会用 2 ～ 3 种治法。

（3）马老遣方配伍注重升降气机。处方中常配伍紫苏叶、蝉蜕、藿香、佩兰等芳化宣肺之品。

（4）马老所用处方务求轻灵活泼。马老用药之轻，有两点体现：一者选择质轻味薄之品，如荠菜花、厚朴花、紫苏叶、蝉蜕、茯苓等，轻灵之品，既可鼓舞脾胃之气，使脾胃得健，又可增强脾胃功能，促进脾胃对药物和营养物质的吸收，增强机体抗邪外出之力，并且质轻味薄之品煎成汤剂后药汁清淡，苦味不甚，小儿可以接受。二者用药量轻，轻者 3 克，重者 9 克，常用量为 4 ～ 6 克，服药以少量频服为宜，泄泻患儿脾胃之气既伤，脾胃已不任重负，药多量重不仅无益，反而伐其胃气，少少频服可缓缓振奋中土，促进药液吸收加速泄泻痊愈。

三、宣志泉

（一）名医简介

宣志泉，男，1910 年 5 月出生于杭州一中医之家，为杭城“宣氏儿科”第二代传人。宣志泉先生长期从事中医理论、临床及教育研究，在中医基础理论、各家学说、经络、伤寒杂病等诸领域颇有见解，对儿科疑难病的治疗亦极具心得，其毕生的学术成就奠定并发展了“宣氏儿科”。宣志泉先生系杭州中医学会常务理事，杭城十大名医之一，并积极投身于杭州公共医疗卫生工作。在繁忙的门诊工作之外，还组织基层中医工作人员学习国家政策、西医知识及开展卫生防疫工作。1956 年他响应国家号召支持中医事业，受浙江省卫生厅之邀毅然关闭自己繁忙的私人诊所，放弃丰厚的收入，成为浙江省中医院首批受邀中医师之一。1963 年宣志泉被浙江省卫生厅评定为全省第一批名老中医，是浙江省近代最著名的中医儿科专家之一。

（二）学术渊源

宣志泉先生之父宣振元（1885—1947 年），聪明好学，自学成才，年轻时博览众书，广求名师，深受越医影响，在民间博采效方、验方，从而以推拿、针刺救治急惊风而驰名杭城，为“宣氏儿科”创始人。宣志泉先生6岁始入私塾，10岁就读国学，博学通达，仁爱好施，几年后就熟读经史百家。又在父振元公的教导下学习中医，经常侍诊左右，喜读《黄帝内经》《难经》，熟背《药性赋》《汤头歌诀》，渐次粗通医理。午夜一灯，晓窗千字，习以为常，从而为一生习医生涯打下了坚实的基础。稍长赴沪习商，年近20岁时因母病故，回杭守孝3年，受父亲影响弃商研医，从此改变了他的人生轨迹。彼时宣志泉闭门谢客，上致医学经典，下致诸家名作，不论内、妇、儿、外，无书不读，对有心得之处靡不深研，并随父临诊，尽得所传，故中医经典、金元四大家、温热学派、儿科诸家均得其旨，其中尤其推崇《医宗金鉴·幼科心法》《临证指南》《温热经纬》及《时病论》等书。

（三）学术特色

1. 临证察病，极其细微

宣志泉诊病，常具灼见，这与他临证察病细微、善于辨证有关。宣志泉常言：“小儿为哑科，不能言语，言则难信，全靠医生运用望、闻、问、切，仔细了解病情，才能言及辨证和疗效。”20世纪50年代后期，宣志泉发现治疗“流行性乙型脑炎”不及以往，根据当时辨证，“乙脑”的高热、抽惊、烦躁等“阳症”愈来愈不明显，而反应淡漠、喉中痰鸣、舌苔转白等“阴症”日趋增多，经过仔细观察，宣志泉认为这是西医采用“冬眠疗法”以致“乙脑”原有症状得以改变的结果，果断建议西医采用“亚冬眠疗法”，并在中药治疗中加入温开痰浊之药，从而使疗效明显提高。

2. 宗法而不泥方，药简效宏

宣志泉化裁古方而不泥方，如银翘散以芦根、连翘、牛蒡子为主药加味，通治外感热病初起之证；凉膈散以焦栀子、薄荷、连翘为主药加味，通治表里同热之病；泻心汤以黄芩、半夏为主药加味，通治中焦湿热证。宣志泉推崇《时病论》六十大法，认为六十大法可通治时病，化裁也可治杂病。宣志泉处方简洁，用药轻灵，看似平凡，但能起沉疴、救危急，这是宣志泉熟知药性、剖析药方、善于化裁的结果。

3. 治杂病重调治，宜扶益少滋补

宣志泉认为补法应守《黄帝内经》“阴平阳秘，精气乃治”之意。小儿脏气清灵，随拨随应，有虚当补，也当扶益为先，只有纯虚之证，方可大胆进补。如脾虚者，只需扶脾、醒脾，宜白术、茯苓、五加皮、木瓜、佩兰之类，脾气得健，脾虚自复；肝虚者，当益肝、平肝为先，宜白芍、首乌、石决明之类，肝火得平，肝阴自复，肝血自生；肺虚者，当润肺、益肺为主，宜知母、麦冬、沙参之类，慎用党参、黄芪益气，以防小儿“气有余，便是火”。只有在内火已清，舌质不红，并有气虚之症，见到自汗、打喷嚏、面色㿠白、纳差、便溏者方可补气。

（四）临证经验

1. 治急惊贵当神速

急惊风来势凶猛，多热盛所致，热盛生痰、生惊、生风，故以发热、昏迷、抽搐等为主症，治当去热为先，贵当神速，以免贻误病机。宣志泉先生认为惊风患儿主要有风、热、痰、惊四症，治疗需有次第，治搐先祛风，治风先利惊，治惊先豁痰，治痰先解热。此四法之间亦是相互联系，每一法中又有其不同之处。在清热法中有解肌透表和通腑泄热之不同；在镇惊法中有滋肾安神或镇惊之法；治风中又有息风和疏风之别；痰有痰浊与痰火之别，全在临床上善于灵活运用。宣志泉先生临证常多法并用，内外合治：先以“通关散”取嚏开窍，继而推拿印堂、太阳、颊车、合谷以清热止惊、开窍；不止者再以针刺大椎、印堂、风府、十宣放血；再以鲜地龙、麝香捣烂，或癞蛤蟆腹内加朱砂外敷肚脐，前者止惊，后者清热解毒、开窍止痉；热毒盛者速灌“三宝”清热息风以治标；痰盛气伤者，急服琥珀抱龙丸，扶正涤痰以祛邪；伤及心阳，出现手足不温，神识倦怠，喉间痰多者改服苏合香丸，芳香温开，以救其急，多法合用，救治及时，急惊十有五六能热减牙松，为内服汤药、清热治本创造条件。这种多法合治抢救重危患儿的方法来源于宣氏儿科创始人振元公，宣志泉先生进一步将其发展、完善。

2. 治慢惊审察病机

慢惊风起病缓慢，此时患儿正气已伤，易虚实夹杂，必当审查病机，分清气、血、阴、阳、寒、热、虚、实。宣志泉在临床上治疗慢惊风（以结核性脑膜炎为例），依照疾病的进展将其分为三期，即慢惊前驱期（即发病期）以达郁宣窍、息风化痰为法；慢惊抽搐期以扶正祛邪、滋阴息风为法；慢惊瘫痪期以平补三阴、养血舒筋之法。宣志泉先生认为“结核性脑膜炎”患儿气阴两虚，肝风内动，需以缓图功，若辨治正确，用药及时，或可十治三四。又如中毒性消化不良属慢脾风患儿，多气虚、阳虚，宜温中益脾以息风。“流行性乙型脑炎”“病毒性脑炎”转变者，多邪气留恋，阴血耗伤，筋脉失养，虚风内动，当益肝肾、息风通络为主。

四、詹起荪

（一）名医简介

詹起荪（1919—2009年），浙江杭州人，出生于杭州三世业医之家，中学毕业后就读于浙江省中医专门学校，1940年开始独立悬壶行医。1983年被评为浙江省首批名老中医。担任全国中医学会浙江分会理事、常务理事，浙江中医儿科学会主任委员，兼任杭州胡庆余堂制药厂、天目山制药厂顾问。1991年被评为全国首批国家级名老中医，1992年获享受国务院政府特殊津贴荣誉。詹老编著了《中医儿科临床手册》，主编了学校自编教材《中医儿科学》《中医儿科刊授教材》，发表了《婴幼儿腹泻的辨证论治》《麻疹诊治》等论文数十篇。"詹起荪诊治婴幼儿腹泻电脑系统"软件获浙江省科技成果奖。詹老于2009年病逝于杭州，享年90岁。

（二）学术渊源

詹起荪出生于杭州幼科世家，曾祖父詹志飞、祖父詹起翔都是自学成医，以中医儿科为专长。父亲詹子翔被称为杭城"国医"之一。父辈们的言传身教与学术指引，让詹起荪继承了詹氏家传的临诊学术指导思想。除幼承庭训外，詹起荪就读于浙江省中医专门学校，学习期间，潜心攻读《黄帝内经》《难经》《伤寒论》《金匮要略》等经典；先后工作于浙江中医进修学校和浙江省中医院时，又对《千金方》《育幼家秘》《小儿药证直诀》及金、元、明、清等医家的代表性著作进行研读；继而又先后赴北京中医进修学校、南京中医学院全国教育研究班进一步深造。詹起荪博采广蓄，采众家之长补自家不足，取众家之精华为其所用，在诊疗中真正实现主次有序，遣方用药灵活有效。

（三）学术特色

1. 诊治儿疾，肺脾为要

詹起荪认为，小儿脏腑薄、藩篱疏，对疾病的抵抗力较差，加之寒暖不能自调，乳食不知自节，一旦调护失宜则外易为六淫所侵，内易为饮食所伤，故肺脾疾患最为多见。据此，詹起荪临证将患儿分为肺气虚、脾气虚、肺脾两虚等体质类型。不仅如此，詹起荪对遗尿、肾炎、紫癜、婴儿湿疹等非肺脾之病的治疗亦常从肺脾入手。总之，对于小儿诸疾，詹起荪常从肺脾论治，强调注意鼓舞、顾护脾胃之气。

2. 处方用药，轻灵活泼

詹起荪认为小儿"脏气清灵""随拨随应"，当以轻灵活泼之处方用药。轻者乃轻扬而不沉重，敏捷而不笨拙，活泼而不呆滞，清灵而不腻浊。具体用药则质宜轻不宜重，味宜薄不宜厚，量宜小不宜大，方宜精不宜杂。故詹起荪临床处方力求精炼以切中病机，抓住疾病之根本，正如先贤张景岳所言："但能确得其本而撮取之，则一药可愈。"此外，詹起荪在配伍中十分注意调畅气机，亦使处方活泼而不呆。

3. 古为今用，不断创新

詹起荪自幼熟读岐黄，熟读钱乙《小儿药证直诀》及万全《育婴家秘》，深得其要，理论功底扎实，但詹起荪古不泥古，古为今用，洋为中用，不断创新，自创了许多经验方。他十分重视西医学的先进治疗手段，倡导采用科学的方法研究中医、探讨中医辨证、病因、病机，提倡以中医学与西医学相结合的方式对疾病明确诊断、制订相应治疗措施，从而对疾病诊治水平的提高起到了积极的作用。

4. 内病外治，提高疗效

詹起荪在临床中经常提到小儿对中药不适应、家长给药不方便等问题，故应善用多种治疗手段针对变化万千的症候，合理地使用不同的治疗手段，使其各得所宜。他认为，历代有许多行之有效的"外治法"，通过相应的推、按、压、外敷等方法，可达到扶正祛邪、增强机体抵抗力、促进机体功能恢复的效果，从而达到缓解甚至治愈疾病的目的。因此，我们要充分利用好中医药这个伟大的宝库。

（四）临证经验

詹老治疗癫痫，博采众长，结合临证，创"定痫豁痰汤"。定痫豁痰汤以天麻、地龙、僵蚕、郁金、当归、白芍、胆南星等为主药，辅以单方（将朱砂、儿茶各 3g，纳入一只猪心内，入瓦罐文火炖熟，去渣，将猪心切片，蘸醋吃，每周 1 只，连服 3～4 只），临床有效率达 90% 以上。

詹起荪治疗新生儿阻塞性黄疸常从小儿脾常不足考虑，在前人清利湿热的基础上，强调脾胃气机升降，发挥脾之健运作用以治黄疸之本，并适当佐以活血之品，使气行则湿化，血行则瘀除。詹起荪常在茵陈汤中加藿香、制香附、大腹皮、厚朴花等行气药及当归、红花、丹参等活血药。

詹起荪治疗哮喘，一是重在疏风散寒，宣肺达邪；二是从脾胃论治。哮喘患者体质多过敏，在诸多因素中，对风寒过敏者最甚，常因冒风感寒而触发哮喘，此时治疗必须疏风散寒、宣肺达邪，即顺其生机，祛邪外达，切忌寒凉遏伏，另酌情选用蝉蜕、制僵蚕、地龙等虫类药解痉平喘抗过敏，提高疗效。痰饮久伏是哮喘的病根所在，可从脾胃立论治疗哮喘。发作期的病机关键是痰阻气道、肺失肃降、胃失和降，故发作期从胃论治，降逆和胃，肃肺化痰，以旋覆代赭汤加减。缓解期须控制痰之来源，脾主运化水湿，故健运脾土是杜绝生痰之源的根本法则。

治疗婴幼儿腹泻，詹起荪常选质轻味薄之品，如扁豆衣、扁豆花、玉蝴蝶、荠菜花、藿香等既可宣化气机、升清降浊，亦可拨动胃气，促进药液之吸收，加速腹泻痊愈；用量宜小，常用量为 4～6g，重者亦不过 9g，轻者仅 2g；配伍行气药，鼓舞脾胃斡旋之机以复升降出入之常，如木香、厚朴、玉蝴蝶等。

为了更好地传承和发扬詹氏儿科的“外治法”，詹起荪在家传秘方的基础上，结合自己多年的临床经验研制了以“外治法”治疗内科病的“小儿健脾暖胃药袋”，其主要功效为健脾、暖胃、行气、消滞，适应证有小儿食欲不振、疳证初起、腹痛、腹胀、泄泻、面色萎黄、形体消瘦、轻度贫血等，经临床验证总有效率高达 86.67%。

第三节　当代名医

一、浙江省国医名师

（一）俞景茂

1. 名医简介

俞景茂，1942 年 12 月出生于浙江平湖，1981 年毕业于中国中医研究院研究生部，是我国首届中医学专业研究生。系浙江中医药大学附属第一医院教授、主任中医师、硕士及博士研究生导师，第四、第六批全国老中医药专家学术经验继承工作指导老师，俞景茂全国名老中医药专家学术传承工作室带头人，浙江省名中医，浙江省首批国医名师。现任世界中医药学会联合会儿科专业委员会副会长，中华中医药学会儿科专业委员会顾问，中国民族医药学会儿科分会名誉会长，浙江省中医药学会儿科专业委员会顾问。曾任浙江中医学院中医系副主任，中华中医药学会儿科专业委员会常委、副主任委员（副会长）等。临证 50 余年，正式出版的学术论文及专业著作已逾 300 万字，在国内外学术期刊上发表学术论文 120 余篇，出版专著 20 余部。

2. 学术渊源

俞景茂教授于 1978 年报考中国中医研究院（现中国中医科学院），被录取为中国历史上首批中医学专业研究生，师从著名中医儿科专家——王伯岳（1912—1987 年）。王伯岳系四川成都人，出生于中医世家，三代世医，家传师授，耳濡目染，先药后医，以儿科著称。1932 年起在成都行医，新中国成立后，历任成都市卫生工作者协会秘书长，卫生部中医研究院西苑医院儿科副主任、主任、研究员，卫生部药典委员会委员等。王伯岳善治儿科疾病，对治疗流行性乙型脑炎、麻疹合并肺炎、肝炎、痢疾、哮喘、腹泻、癫痫等均有独特之处，疗效显著，有北京“小儿王”之称，著有《中医防治麻疹的方法》《中医儿科临床浅解》，主编有大型儿科临床参考书《中医儿科学》。俞景茂深得王老之教诲，从而造就了俞景茂“博学，审问，慎思，明辨，笃行”的治学之道。

3. 学术特色

（1）注重基础，采撷百家方能自成一家

俞景茂教授认为从中医学术发展的历史来看，自汉以后，历代医家的学术主张和理论依据，几乎都没有离开《黄帝内经》《难经》《神农本草经》《伤感杂病论》等几部经典著作的理论体系。这几部医学著作，是儿科学术的理论基础。只有充分掌握中医学的基础，才有可能在儿科领域里有所建树。在儿科的各家学术中，要撷取其中的精华，综合各家之长，不拘一家之言，进而开拓新的学说，为中医儿科的医疗、教学、科研服务，方能推动儿科学术的发展。40余年来俞景茂一直致力于儿科各家学说的研究，并于2017年3月由中国中医药出版社正式出版了《儿科各家学说及应用》，该书从纵横两个方面论述儿科各家学说，体现了俞景茂不断研究古医著后的真知灼见，推动了中医儿科学术的发展。

（2）由博返约，专题研究方能开拓创新

俞景茂教授认为学术发展离不开科学研究，科研是中医学术发展的原动力。相对固定的研究课题，是学术成熟的重要标志，俞景茂通过对小儿反复呼吸道感染、哮喘、遗尿证的专题研究，丰富了对儿科疾病的综合认识，掌握了国内、外的最新研究成果。俞景茂站在学科的前沿，洞察学术的发展，深刻地认识到只有持久地对某一领域进行深入研究，才能成为该领域的专家。

（3）病机学说，是辨证论治的核心

俞景茂教授认为病机学说才是中医学辨证论治理论体系的核心。脏腑经络、四诊八纲、阴阳五行、病因药理等基本理论，都是为诊断病机服务的。辨证实质上是辨别疾病的发病机制。病机学说阐明的是疾病的发生、发展、变化的机制和规律。《素问·至真要大论》中的病机十九条所说的“谨守病机，各司其属，有者求之，无者求之，盛者责之，虚者责之。必先五胜，疏其血气，令其调达，而致平和”，是中医治疗疾病的全过程。辨证就是辨其病机，辨证论治就是辨其病机而论治，因此，病机学说是中医学理论体系的核心。

（4）先证而治，是辨证论治的充实

俞景茂教授认为防治儿科疾病，在辨证论治的基础上不能忽略先证而治。所谓先证而治，是指在证候尚未出现之前予以治疗，防病于未然，也是治未病的另一种表述。由于小儿发病容易，传变迅速，易虚易实，易寒易热，疾病的变化发展远较成人为快。所以儿科医师必须洞察疾病的变化，见微知著，先证而治，挫病势于萌芽之时，挽病机于欲成未成之际。例如有感冒夹惊病史的患儿，一旦感冒发热，必须注意预防惊厥，在感冒方药中预先加上平肝息风定惊之味。又如哮喘一证，往往是先感冒，后咳嗽，再哮喘发作，所以必须在治疗感冒的同时，预防哮喘，使病机截断于感冒阶段，从而预防哮喘发作。这是儿科医师的素质所在。

4. 临证经验

俞景茂擅长儿科肺系疾病的诊疗，如小儿反复呼吸道感染、哮喘、毛细支气管炎、腺样体肥大等。

俞景茂提出了小儿反复呼吸道感染应分感染期、迁延期、恢复期三期进行辨证论治，即感染期以治标为主，迁延期标本兼顾，恢复期固本为主，提出和法乃是防治该病的基本大法，并自拟柴桂汤加味防治小儿反复呼吸道感染。

治疗小儿哮喘，俞景茂注重抗复发研究，提出风、痰、气、虚、瘀的相互作用是小儿哮喘反复发作的病理基础，认为治疗小儿哮喘时祛风、理气、豁痰、补虚、化瘀的综合应用，可望将哮喘根治于小儿阶段。

俞景茂明确指出脊柱隐裂与小儿遗尿的相关性。脊柱隐裂，则督脉失畅，髓海失养，膀胱失约，开合失利，遗尿乃作。俞景茂主张用温壮督脉的方法治疗遗尿证，取得显著疗效，并在补益脾肾的同时，强调善用麻黄开窍醒脑、提高警觉，麻黄有醒神而不失眠之妙，是治疗遗尿的要药。

对于小儿隐睾，俞景茂认为睾丸乃肾之外候，肝经所过，睾丸隐匿不降或降之不全，或热降寒缩，均与肾阳不足、命火不振、精气不充有关。其治疗常用补肾疏肝之剂，可服右归丸方或五子衍宗丸方加减治之，也可用鹿胎膏缓图而进。

临床上常川贝母、浙贝母同用，俞景茂认为川贝母、浙贝母均具有清肺化痰、散结止咳之功用，都可用于痰热咳嗽。然川贝母性凉而兼甘味，有润肺止咳、解郁化痰之功用，多用于燥热咳嗽。浙贝母苦寒而无甘味，多用于外感痰热所致咳嗽及瘰疬、疮疡、乳痈等证。由于小儿易虚易实、易寒易热，故川贝母与浙贝母可兼而用之，以起寒热虚实并调之妙。每当患儿外感初解，或外感不著而咳嗽迁延不已之时，尤当以川贝母为要。

（二）宣桂琪

1. 名医简介

宣桂琪，男，1942 年腊月生于杭城一个儿科世家，为杭城“宣氏儿科”第三代传人。浙江中医药大学教授，主任中医师，浙江省国医名师，浙江省省级名中医，全国老中医药专家学术经验继承工作指导老师。现任中华中医药学会学术流派传承分会第一届委员会顾问兼常务委员、浙江省名中医研究院研究员、浙江省中医药学会儿科分会顾问。2012 年浙江省中医药管理局批准成立宣桂琪名老中医专家传承工作室，2013 年国家中医药管理局批准成立“宣氏儿科”流派传承工作室，也是首批全国 64 家中医药学术流派传承工作室之一。2016 年工作室以优异的成绩通过国家中医药管理局验收，并于 2019 年开始第二轮建设。2021 年成立宣桂琪国医名师工作室。

2. 学术渊源

宣桂琪 1968 年毕业于浙江中医学院，曾在基层单位工作 12 年，于 1980 年上调至浙江省中医院儿科工作，师从父亲宣志泉先生及杨继荪、叶建寅、叶永寿等名医学习儿科、内科。作为“宣氏儿科”第三代代表性传承人，宣桂琪不仅继承发扬了“宣氏儿科”流派学术精髓，而且在理论上探索创新，顺应时代变迁及儿科疾病谱的变化，针对临床新增病种进行深入研究，丰富了流派学术内涵，并将其推向了新的高峰。

3. 学术特色

（1）诊治外感，祛邪务净

宣桂琪认为治外感热病，内服、外治应双管齐下，辨证用药，治病宜快。治疗时或汗或清或下，有其证用其药，多渠道祛邪，不必十分拘泥卫、气、营、血之分。宣桂琪提倡超前用药，表里双解，必要时寒温并用，安宫牛黄丸、紫雪丹、至宝丹、猴枣、苏合香丸等常为必用之药，以期早期截除病邪，减少疾病进展，达到退热快、退热稳，治愈彻底的效果。又因小儿外感之后，正气虽伤，只要邪去则正安，正气极易恢复，故当慎用益气养阴扶正之品，以防“闭门留寇”；当然，正虚邪恋，病邪日久不清者又当别论。

（2）治疗惊风，动静结合

宣桂琪认为治疗神经及精神行为障碍性疾病，如多发性抽动障碍、多动症、癫痫、下肢交叉摩擦症、孤独症等，镇静安神药是必用之药，但一味地镇静未必能达到安神的目的，反而会产生患儿精神萎靡、反应淡漠、智力下降等不良反应，故宣桂琪在镇静中加用理气开窍醒神之品，如郁金、石菖蒲等，在镇静中加以兴奋，在动态中追求平衡，往往既能增加镇静之效，又能减轻不良反应，因此中医治疗此类疾病最大的优势就是不影响患儿智力发育。这是“宣氏儿科”以“动静结合”原则治疗新病种的具体体现。

（3）儿病调气，重视食积

小儿之病多起于外感，或伤饮食，很少有七情所伤，但调气之法无论外感、内伤仍属必用，用后事半功倍。感受外邪，邪气壅阻，气机不通，邪无出路，变证蜂起，梳理气机则可助邪外出。内伤疾病，伤于饮食，影及脾胃，化生痰湿，以致儿病丛生，或厌食，或吐泻，或痰喘，或食积，无不与水湿代谢相关，在治疗上离不开治脾、调中、化湿、消食、祛痰，欲使诸法起效，理气必不可少。湿热或水湿之病，理气可助湿化；食积者，停积中焦，气机升降失调，治疗需佐理气之品，方能化湿消滞。同时食积又是影响肺系与肝系疾病产生、转归及预后的重要原因，重视食积可显著提高临床疗效。

（4）审察疾病，四诊合参

宣桂琪从常见病、多发病入手，临证精细定位，准确定性。宣桂琪认为治疗感冒须分清在表、在里，或寒，或热，或寒热夹杂；治疗咳嗽，常以闻诊定病性，听声辨病位，临床用药更是强调精准。这种“工匠精神”体现于宣桂琪治疗抽动障碍等复杂疾病时，宣桂琪强调应针对多种病因，探索病机，精准定位定性，辨“症”用药，采取全方位治疗手段，逐步探索出疗效满意的治疗方法。

4. 临证经验

多发性抽动障碍是“宣氏儿科”学术思想应用于现代疾病治疗的成功典范。宣桂琪教授对本病有独到的学术见解和丰富的临床经验。宣桂琪提出并强调“内因需从肝论治，外因突出风邪，重视食积致病，辨证论治注重食、痰、瘀，病久宜调治阴阳”的临床治疗原则，特别强调家庭护理和心理疏导的重要性。

对于抽动障碍的病因，宣老认为内因为五脏功能失调，尤其与肝的关系最为密切，他脏致病皆影及于肝，肝风内动而致抽动发作；外因主要在于外风、食积、血瘀、产伤、外伤等。据宣教授观察，临床上抽动障碍半数以上的患儿有外感症状（上呼吸道感染史，鼻咽、呼吸道慢性炎症等）或属易感儿，此类患儿多因外感诱发或加重，导致风邪留恋，抽动反复难愈。食积、气滞是产生多发性抽动障碍的病因之一，同时也影响到疾病的发展与预后。例如有些患儿喜食油腻荤腥、垃圾食品，多食，快食，挑食，导致形体肥胖，往往伴随微量元素失衡（如高铅低锌），也可能引起脑功能紊乱、多巴胺分泌失调而发为抽动；若食积长期不化转为痰湿，则影响气血运行，导致气滞血瘀，气血不足，从而反过来又导致多发性抽动障碍久治不愈。产伤、外伤从中医角度来看，属于血瘀，瘀血内阻，经络不利，抽动不止。同时，宣桂琪也认为抽动障碍初期以实证为主，日久虚中夹实。其中之虚多为个人的体质薄弱或病久所致气血之虚，并非产生疾病的本质所在。治疗食积所致的抽动障碍，以单纯的消食是难以痊愈的，必以消食导滞、理气通络，再以节食，加四逆散、生山楂、广郁金、石菖蒲等才渐可好转。风邪夹痰流注经络，是肌肉抽动日久不愈的主要病因，此时需祛风，同时加以调气涤痰，如加柴胡、炒枳壳调气，石菖蒲、胆南星涤痰；威灵仙、川芎活血通络，并嘱避免汗出当风，方可痊愈。十余年来宣老发现久治不愈的患儿除前面提到的食积、痰滞、血瘀之外，患儿阴阳失调时风邪更易留连难去，即阴阳失调也是多发性抽动障碍反复发作不愈的病机之一。此类患者临床若素体偏热可合用甘麦大枣汤、百合地黄汤，若素体偏寒则选用桂枝龙牡汤调治阴阳。宣教授因能抓住病因，对因治疗，精准用药，疗效显著，从而带动浙江省中医院成为全国治疗抽动障碍的重点医院之一。

（三）董幼祺

1. 名医简介

董幼祺，1953 年 2 月，出生于浙江宁波，专技二级、主任中医师、教授、研究生导师，享受国务院政府特殊津贴，宁波市杰出人才。浙江省国医名师，全国名老中医药专家学术经验继承工作指导老师，全国及浙江省名老中医传承工作室、“海派中医流派——董氏儿科”建设项目专家。现任世界中医药联合会儿科分会顾问，中华中医药学会儿童肺炎联盟副主席、儿科流派传承分会副主席，《中华中医药杂志》编委，宁波市中医药学会副会长，宁波市非物质文化遗产保护协会会长。曾任中华中医药学会儿科分会副主委，宁波市中医院副院长等。获中华中医药学会科学技术奖二等奖、三等奖，学术著作奖二等奖等 16 项，发表论文 100 多篇，主编《董氏儿科》《董廷瑶儿科医案精选》等 6 部，参编专著和国家规划教材 20 多部。从事中医儿科临床、教学和科研工作 48 年，诊疗 100 余万人次。曾获得第四届中国医师奖、全国卫生系统先进工作者、宁波市有突出贡献奖专家、宁波市劳动模范、宁波市白求恩式医务工作者、浙江省及宁波市卫生系统优秀共产党员、宁波市医师终身成就奖、宁波市十大名医奖等荣誉称号。

2. 学术渊源

董幼祺教授是国家级非物质文化遗产“董氏儿科”第六代传承人。父亲董维和教授，是浙江省名中医，原宁波孝闻卫生所所长。祖父董廷瑶教授是首批全国名老中医药学术经验继承工作指导老师，首届中华中医药学会儿科分会顾问，曾任上海中医文献馆馆长，有“中医儿科泰斗”之誉。他幼承庭训，修德进业，悬壶济世。“德为先”的家风世代相传，“幼吾幼以及人之幼”“俯首甘为孺子牛”正是董氏儿科的执业信条。

3. 学术特色

董幼祺教授注重理论与实践的紧密结合，同时师古创新，创立了诸多治疗思路和法则，如：诊儿察病，望诊为首；调治儿病，注重脾胃；外感热病，择途逐盗；活血透疹法治疗麻疹；清营转气法治疗川崎病；疏透理脾法治疗过敏性紫癜等，并继承和创新了小儿外治法，先后创制有厌食灵、敷脐散、防感香囊等，用以临证治疗，效果明显。

（1）诊儿察病，望诊为首

结合临床，董幼祺提出主要从以下几个方面加以辨识和掌握。面部所属；色泽主病；面首部位颜色主病；望色生克，审知顺逆；视色上下，四诊合参；望舌辨苔，知邪所在；察其体相，知儿强弱；视其病象，辨别病邪。

（2）调治儿病，注重脾胃

董幼祺提出了“小儿先天强者不可恃，若脾胃失调仍易病；先天弱者勿过忧，若调摄（脾胃）适当强有望”的指导思想，并贯穿于整个临床之中。

（3）外感热病，择途逐盗

董幼祺根据热病的发病规律，结合多年的临床经验，总结出外感热病的治疗须“择途逐盗”为要。理法有二：其一是为病邪找出路；其二是给患者存津液。

4. 临证经验

董幼祺教授在“推理论病，推理论治”思想指导下，治疗各种常见病和疑难杂症。

（1）小儿高热的治疗经验

小儿高热是临床常见症状，引起高热的病因不同，症状各别，对此董幼祺认为治疗小儿高热须分清伤寒、温病，从六经或卫气营血论治。

（2）疳积的治疗经验

董幼祺根据前人之法，结合临床经验，在治疗中，视患儿体质强弱、病情之深浅，灵活使用补、消二法。其初起或虽久而体尚实者，予先消后补法；对病久体质极虚者，用先补后消法；此外还有三补七消、半补半消、九补一消等法，均据患儿具体情况而定；待患儿脾胃化机逐渐恢复，则相应渐次侧重于滋养强壮。同时，董幼祺还往往配合针刺四缝穴，以振奋中气，激动化机，在临床上确有加速疗效的功用。

（3）母婴同治“脚气型”泄泻

此类泄泻多由乳母因各种原因，如孕期胃肠道功能紊乱、妊娠剧吐，或平素饮食习惯不良，如喜食精白米、少食肉类及豆制品，导致维生素 B_1 摄入不足，而引发母乳中维生素 B_1 缺乏。这些哺乳期妇女没有临床症状但有不同程度硫胺素（维生素 B_1）缺乏，而婴儿常以母乳喂养为主，若母乳维生素 B_1 量长期不足，导致婴儿摄入量亦不足，出现婴儿体内硫胺素代谢异常，细胞氧化代谢受阻、供能受损、功能障碍，导致一系列的消化系统，或神经系统，或循环系统表现，而消化系统则表现以腹泻为主症。此外，这些乳母常罹患隐性脚气病（beriberi 综合征）。临床常表现为出生不久即有泄泻，五六个月大小婴儿，泄泻病程往往可达四五个月；大便泻下不化，色青，夹有奶块，次数频多，日可达 5 ～ 6 次；小溲如常，饮食尚可，无脱水征，但面白神萎，烦躁不安，甚至抽搐易惊；使用一般的中西药物见效不大，反复不止；如停哺母乳，往往泻止，若继续又哺，泻即复发；乳母查膝关节反射试验减弱；母乳乳汁中维生素 B_1 水平低于正常。由于哺乳引起泻作，故董幼祺教授从母乳上寻找原因。而从中医观点看，成人脚气病有干、湿之分，如乳母之隐性脚气病是湿性者，可有内湿滞留，乳中夹湿邪，若是哺乳易致婴儿泄泻。因此把这类泄泻暂拟名为“脚气型”婴儿泄泻。本证属伤于母乳，运化受损，脾虚不复，治以健运脾胃，消运乳汁，方选异功散加炒麦芽、木香、炒山楂、车前子。

（4）桂枝汤方的应用

对于桂枝汤的应用，有的加味出入于桂枝汤类方，亦有加以后世经验的用方，但董幼祺教授组方应用桂枝汤时并不以桂枝汤作为主方起作用，反而是以加味药解决主要的病机病情，桂枝汤全方则起到温阳通脉、开启机杼的作用，这是他的特殊用法，极具匠心，颇有新意。这样的使用方法，明显扩大和充实了桂枝汤的应用范围，特别是基于小儿阴阳两稚之体，桂枝汤虽为辅佐，却也有着不可忽视的作用。

二、浙江省名中医

（一）盛丽先

1. 名医简介

盛丽先，女，1944 年 11 月出生于浙江杭州，为浙江中医药大学成立后第一个中医儿科学专业的硕士研究生。系浙江中医药大学第一临床医学院教授、主任中医师、硕士研究生导师，第五批全国老中医药专家学术经验继承工作指导老师，盛丽先全国名老中医药专家传承工作室带头人，浙江省名中医。现任全国高等中医教育学会中医儿科分会顾问，浙江省中医药学会中医儿科分会顾问，浙江省中医、中西医结合学会肾脏病分会顾问。临证50余年，主编、编著出版学术专著10余部，精勤不怠诊治儿疾，言传身教培养后学。

2. 学术渊源

盛丽先1962年考入浙江中医学院（现浙江中医药大学），毕业后在基层从事中医临床教学10年，于1979年重返母校攻读中医儿科学专业的硕士研究生，成为全国著名儿科专家马莲湘、詹起荪教授共同的学生。马莲湘、詹起荪二老是浙江中医学院建院之初首批聘任的教师，也是学院首批硕士研究生导师。1983年盛丽先被浙江省卫生厅推荐成为“马莲湘学术经验继承人”。马莲湘先生系浙江奉化县（现奉化区）人，14岁开始侍学于堂兄马莲仙先生，独立设诊后凭精湛医术享誉浙江，尤精于中医儿科及内科肾病的诊治。1991年盛丽先被浙江省卫生厅推荐成为“詹起荪学术经验继承人”。詹起荪先生系浙江杭州人，少年即侍学于其父詹子翔先生，为“詹氏儿科”传承人，精于中医儿科，尤擅治疗婴幼儿腹泻、小儿咳喘性疾病、癫痫、过敏性紫癜等病证。盛丽先深得二老教诲，以“精读、勤写、深思、善记”为学习要求，以“读书与临证、温故而知新、继承和发扬”为临证宗旨，开展中医儿科的临床、教学、科研工作。

3. 学术特色

（1）知常达变，承前启后出新知

知常达变，是临床诊疗的一种思维，先知“常”，方能达“变”。盛丽先教授认为药方要符合治疗原则，治法有赖于辨证理论的指导，尽可能达到理、法、方、药丝丝入扣，熟练应用经方、古方、时方或前人的有效方剂，形成辨证论治的精密体系，这是“常”。临证处方在辨证立法的前提下，或根据自己的实践经验，或将现代科学对中医中药研究的丰硕成果运用于临床，一病一证以一方为主，随证随体质随病情而加减，在继承前人经验的基础上不断创新，及时赋予“辨证论治”新的内容，此为“变”。

（2）法取和解，阴平阳秘护儿安

和解，即以调和之法解除病邪，适合营卫不调、肝脾不和、半表半里、寒热夹杂等诸证。盛丽先教授认为小儿脏腑娇嫩，形气未充，阴阳两气均属不足。感邪后易寒易热，易虚易实，寒热虚实相互转化或同时并存，且容易余邪未尽，导致阴阳气血不和。和解之道，既兼顾有余，又照顾不足，调和失调的脏腑功能，恢复不和的阴阳气血，病自愈合，所谓阴平阳秘，精神乃治。具体治法可采用调和营卫、调和肝脾、表里双解、温凉并用等，应视病情体质而辨证选用。

（3）病证结合，精选主方解疑难

辨病探的是疾病的不同临床类型、阶段，辨证究的是不同的中医证候。盛丽先教授认为对于一些复杂疾病，临证需要着眼于治疗整体疾病，同一疾病的发展变化过程有一条基本主线，同一种疾病的各种证型之间有同质性、共性，可用于指导辨证治疗。若将中医的证候与西医的病名结合起来，再精选契合中医病机的主方，可提高临床疗效。病证结合，既不失中医辨证论治精髓，又能更科学地评估病情，指导疗程和预后；在病证结合指导下选择合适的主方，可起到执简驭繁的作用。

4. 临证经验

盛丽先教授擅长治疗小儿呼吸、消化及泌尿系统疾病，尤其对小儿慢性咳嗽、肾病综合征、过敏性紫癜、紫癜性肾炎的诊治有丰富临床经验。

盛丽先教授临证善伍风药。风药质轻而味薄，适合小儿“脏气清灵”的生理特点和“轻灵活泼”的处方原则，盛丽先教授提出无论病证是否以风邪为主要病因均可配伍运用风药。风药走表，达表祛邪可治疗外感病；风药升生，脾系疾病配伍风药可顺应脾阳升发之性；风能胜湿，小儿肾系疾病配伍风药可使三焦通调，水谷精微归其正道，防水湿泛滥之变。

盛丽先教授治疗小儿上气道咳嗽综合征，衷中参西，提倡从鼻源性咳嗽和咽喉源性咳嗽两方面深究病机，逐个突破，精选主方。对鼻源性咳嗽，选用苍耳子散加味（苍耳子散加浙贝母、杏仁、桔梗、甘草）为基础方；咽喉源性咳嗽选用六味汤、半夏厚朴汤、养阴清肺汤等治疗。

盛丽先教授治疗小儿脾胃系病证的基础方为疏肝健脾汤。中土脾胃乃生化之源，宜护不宜伐，宜运不宜滞，故无论寒热虚实，经验方“疏肝健脾汤”（柴胡、白芍、枳壳、炙甘草、姜半夏、陈皮、茯苓、白术、桔梗）须酌情加减运用。

盛丽先教授明确指出小儿过敏性紫癜、紫癜性肾炎的主要发病机制为封藏失职、精微外泄、湿热毒邪内蕴。肺卫不固、频召外邪是此类疾病的主要诱因；食积是腹型过敏性紫癜的重要病理因素。盛丽先教授提倡按阶段论治，急性皮疹阶段从风热、热毒论治；反复迁延阶段从湿热下注、气虚湿热、阴虚湿热论治。

盛丽先教授倡导从脾治肾论治小儿频繁复发型肾病综合征。盛丽先教授经过数十年的临证探索，总结该病病机关键在中焦脾土，“肾主蛰藏，必籍土封”，水需土挡，方可停蓄，治以健脾制水，真阴真阳才能得到潜藏。盛丽先教授创立固元汤为基本方药，辨证使用该方既能减轻长期使用激素的不良反应，又能降低肾病综合征复发率，提高缓解率。

盛丽先教授重视小儿疾病的饮食调养，提炼出了小儿肾病综合征的饮食原则：总体饮食宜清淡；无须长期限制钠盐摄入；按肾病浮肿期、肾病缓解激素减量期、肾病激素停用期调整蛋白质的摄入量（豆类食品计入蛋白质摄入总量）；限制动物内脏、海产品等富含胆固醇及脂肪的食物摄入，以防治高脂血症；不同种类食物合理搭配以补充微量元素。

（二）王晓鸣

1. 名医简介

王晓鸣，女，山东省兰陵县人，1957 年 6 月 6 日出生于杭州。1982 年 3 月进入浙江省中医院儿科工作。系浙江省中医院儿科主任中医师、浙江中医药大学第一临床医学院教授、浙江省名中医、第七批全国老中医药专家学术经验继承工作指导老师。现任浙江省中医药学会副会长兼秘书长、中国民族医药学会儿科分会副主任委员。曾任浙江省中医院副院长，浙江省中医药学会第五届、第六届儿科分会主任委员等。主要研究方向为中医儿童保健学。擅长诊疗儿童营养及生长发育性疾病、多动症、抽动障碍、哮喘、消化不良、便秘等。

2. 学术渊源

王晓鸣工作后的中医带教老师是宣桂琪，在他的教导下，王晓鸣成为中医儿科青囊行者。

宣桂琪系杭州“宣氏儿科”第三代传人，对小儿时病及杂病治疗皆有丰富经验，特别以治疗小儿癫痫、抽动秽语综合征、高热惊厥和儿童铅中毒等闻名。宣桂琪在继承祖辈治“惊”经验的基础上，研制了“小儿抗惊糖浆”“降铅冲剂”等名方。王晓鸣参与了“小儿抗惊糖浆防治高热惊厥的研究”，对高热惊厥患儿进行了体质调查，该项研究对今后深入研究健康儿童的体质具有启蒙意义。宣桂琪率先提出了铅入儿体，伤肾及肝，损脑减智的观点，王晓鸣针对此观点领衔开展了多项研究，研究成果证实了宣氏“降铅冲剂”治疗儿童铅中毒的显著疗效。

3. 学术特色

（1）体质导向，重视养护

王晓鸣近30年来致力于研究小儿体质学说，认为小儿体质的形成是母体及子、喂养习惯、居住环境、情绪状态等因素共同影响及积累的结果。不同生命周期的体质状态是不同的，体质状态决定了机体对不同致病因子的易感性和发生疾病的倾向性，以及疾病的预后与养护。小儿的体质具有相对不足、容易调整、可塑性高等特点，这些特点更说明了以体质为导向的保健养护的重要性。王晓鸣多年研究成果形成的《0～3岁婴幼儿生理状态辨识表（简称“社区版”）》《健康儿童中医体质辨识表（简称“专业版”）》，为小儿体质提供了辨识方法。王晓鸣创建了儿童保健系统管理“辨体养子”模式，其“经络调理手法预防体弱儿技术”列入浙江省基层适宜技术推广项目。王晓鸣在临床上针对儿科慢性、反复发作疾病如抽动障碍、哮喘、性早熟等疾病确立了以体质为本的综合干预方案。

（2）以简驭繁，病有主方

孙思邈说：“医者意也，善于用意即为良医。”儿科看诊时往往由患儿家属代述病情，症候纷呈或不准确，临床思维尤为重要。王晓鸣在诊疗时，遵循徐灵胎之说“一病必有主方，一方必有主药”，有是证则用是药，以“专病专方、随证加减、辨体善后”为总体原则，症候繁多时抓主症或“转移”主症采用辨证论治，疾病诊断明确时采用辨病论治，疾病缓解期无证可辨时采用辨体施治，以证、病、体作为中医临床思维的切入点，以简驭繁。

（3）和法为要，关注脾胃

王晓鸣推崇张景岳对“和”的定义——“和方之制，和其不和者也”。《景岳全书》中创制了诸多“和阵”新方，治疗虚实夹杂之脾胃（肝脾）疾病。江育仁教授立论“脾健在运，运属和法”，更是明确运用“和法”治疗小儿脾系疾病。脾为后天之本，气血生化之源，再者小儿脾常不足，儿科疾病的诊治中脾胃尤其重要，牵一发则动全身。“和法”立足于脾胃，临床上常见脾虚夹滞、郁热，虚实夹杂之证，单用补法反而助邪，专使攻法又恐伤正，采用“和法”缓图，最为适合。

4. 临证经验

（1）按需治疗儿童支气管哮喘

王晓鸣提出“中西融通，分期论治；体证结合，标本兼治；动态评估，按需施治”的哮喘治疗策略，把哮喘慢性持续期和缓解期作为关键点，研究总结出了哮喘慢性持续期主要证型和症候分布规律，为临床干预提供指导。王晓鸣倡导哮喘缓解期从体质入手，辨体调治，以减少吸入性糖皮质激素（ICS）和 β_2 受体激动剂吸入次数、剂量和疗程为目的，按需采用短程、间歇等使用方法，联合中医药辨病、辨证、辨体治疗哮喘。

（2）系统管理抽动障碍

系统管理抽动障碍包括辨体施养、既病防变和病后防复。一是辨体施养，王晓鸣认为热性体质（阳盛、阴虚）是抽动障碍发病的主要因素并伴随疾病始终，影响病情的发展；痰湿体质是抽动障碍的激发因素，使疾病缠绵难愈。临床应根据患儿体质确定“七分养护、三分治疗”观念，做好情志、饮食、起居、运动等“辨体施养”教育。二是既病防变，临床应积极治疗发病初期的短暂性抽动，防止向慢性或多发性抽动进一步发展。初期治疗以调和肝脾、息风止动为总则，拟定“调和止动方”为基本方，临证时根据兼夹郁热、痰湿、食滞的不同，以及抽动部位不同，佐使以相应药物。三是病后防复，患儿应避免感冒、鼻炎（外风化热、痰热内蕴）、情志（肝郁、肝火）、过劳（脾虚）及季节（春季）对抽动障碍反复的影响。

（3）“和法”治疗脾胃病证

小儿“脾常不足”，饮食不知自节，过量哺育，伤及脾胃，乳食积滞，郁久化热，内伤致病，引发痞满、积滞、厌食、胃脘痛、腹痛等脾胃病证。王晓鸣推崇朱丹溪、张景岳的名方保和丸与芍药枳术丸治疗消化不良等疾病，并拟定肝脾和方治疗再发性腹痛、运脾行滞方治疗小儿便秘等。

（4）防治新生儿高胆红素血症

王晓鸣倡导从预防和治疗两方面着手，开展新生儿黄疸干预。例如：以体质辨识为依据，设计新生儿经络调理技术，预防新生儿高胆红素血症的发生；拟定茵陈退黄方治疗新生儿高胆红素血症（阳黄），经过临床研究显示疗效优且黄疸复发率低。

（5）异病同治鼻部疾病

鼻部常见疾病包括慢性鼻炎、鼻窦炎、腺样体肥大等。王晓鸣临床将宣肺通窍作为治疗基本法则，拟定治鼻方（苍耳子、辛夷、白芷、蝉蜕、僵蚕、柴胡、姜半夏、甘草），随症加减。遇寒冷即发者，加桂枝、鹅不食草；涕浊黄者，加黄芩、栀子；鼻塞明显者，加石菖蒲、枳壳。若腺样体肥大经治不愈，要注意痰食（瘀）互结。

（三）侯春光

1. 名医简介

侯春光，生于1963年，浙江诸暨人。主任中医师、全国基层名老中医药专家、第三批"全国优秀临床中医人才"、第八批"浙江省名中医"、浙江省中医药学会第六届理事会理事、浙江省中医重点学科带头人、全国中医学术流派传承工作室杭州"宣氏儿科"第四代传人、"黄煌经方"诸暨工作室负责人。世界中医药学会联合会中医临床思维专业委员会常务理事，中国民族医药学会儿科分会常务理事，中华中医药学会儿科分会委员，浙江省中医药学会中医经典与传承研究分会常务委员，浙江省中医药学会儿科分会副主任委员，浙江省中医药学会营养与食疗分会顾问。从事中医临床、科教、管理工作40年，撰写学术论文30余篇。主持完成省、市级中医药科技计划多项，获得浙江省中医药科技进步三等奖一项及多项市级科技奖。2010年获"浙江省中医药科教管理工作先进个人"称号，2012年获国家中医药管理局"全国中医药系统创先争优活动先进个人"光荣称号，2019年4月获诸暨市人民政府"诸暨市劳动模范"光荣称号。

2. 学术渊源

侯春光在20世纪80年代初实习期间有幸聆听时任浙江省中医学会副会长、浙江省名中医朱承汉先生的《伤寒论》讲座后，坚定了走中医之路的信心，萌生了对张仲景、《伤寒杂病论》的向往。从医以后，侯春光先后到浙江省中医院、湖南省儿童医院进修学习，进修学习中医儿科、神经内科、重症急救等学科，打下了中医西医理知识与临床技能的良好基础。侯春光先后师承宣桂琪、陈祖皋、王霞芳、黄煌、李发枝、丁樱、冯世伦等省内外诸多中医名家，时方、经方并研，兼修脏腑辨证、六经辨证、方证辨证等，广采博收，潜心研习，逐渐形成了自己的临床诊疗思路和经方应用诊治特色。侯春光负责全国中医学术流派传承工作室杭州"宣氏儿科"诸暨工作室、"黄煌经方"诸暨工作室工作，承担"全国基层名老中医药专家传承工作室""浙江省名中医工作室"建设任务，弘扬流派特色，传承中医经典。

3. 学术特色

（1）专注中医，擅治急证

侯春光在临床研修过程中，坚持纯中医治疗，坚信中医能治病、能治好病、能治危急重症。同时，在临床带教与传承中，侯春光强调要学好西医，认为学好西医才可以更好地为中医临床工作服务，学好西医可以有另一种思路促进中医思维能力的提升，强调要善于结合西医学的相关检查、检验结果为中医治疗急证服务。在临床实践工作中，侯春光认为治疗急证是中医的一大优势，要善于抓住时机，及时运用中医的方法施救。侯春光临证常以大柴胡汤、五苓散、黄连汤、大黄甘草汤、泻心汤类方等方治疗急性腹痛、呕吐、泄泻等病证，疗效卓著。

（2）崇尚经典，深研经方

“古代经典著作是中医的根和魂”，侯春光认为学做中医，一定要读经典，学好中医，一定要反复阅读经典原文。历代名医大家，无不深入研读甚至背诵中医的经典原文。侯春光平时在繁忙的工作之余，仍坚持深耕中医经典著作，每每看到心领神会处，总会与学生交流，感慨中医经典博大精深，教导学生要多读经典，多读原文，踏实地走好每一步中医临床路。侯春光感悟到熟读经典、熟背经典，临证则更能如虎添翼、融会贯通。《伤寒论》中太阳病篇载有葛根汤，侯春光紧紧抓住其方证特点，辨证施治，将其拓展应用于儿科、内科临床诸证，如小儿抽动障碍、鼻炎、多寐、痤疮等，常获捷效。猪苓汤原是针对少阴阴虚水热互结而设，文献多报道其治疗泌尿系疾病、泄泻、腹水等。侯春光查阅文献，发现鲜少有报道猪苓汤治疗咳嗽医案，侯春光认为只要方证对应，抓住主症，内科、儿科咳嗽皆可使用，临床疗效是关键，中医离开临床疗效，只谈理论，将失去它特有的生命力。侯春光在应用经方时恒以仲景原文论述为依据，解密经典方证在临床的实际表现，抓取主证，方证相应，每获良效。

（3）顾护脾胃，重视养育

侯春光在临床处方用药中，常常顾护脾胃，“乳贵有时，食贵有节”，小柴胡汤、桂枝汤是常用之方。他简单归纳了脾胃健康的临床表现：一是胃口正常，所谓胃口正常，是指三餐时有饥饿感，正常的量吃下去就饱；二是每天一次大便，最好每天早上起床后就大便1次；三是能睡整觉到天亮。他发现儿童的很多疾病如抽动、多动、心理性疾病，往往都是养育不得法引起的。养育孩子，首先要学会做“减法”，重视顾护脾胃，饮食方面要简单、不要复杂、不要让孩子吃太饱。家长用“减法”和“省心”养育法，孩子会更健康、更强壮。养育过程中，家长既要培养孩子的“动”，更应重视对孩子“静”的培养与引导，动静有度，才能避免很多心理、情绪疾病的发生。

（4）关注生长，疏肝滋肾

侯春光治疗青春早期矮小女童颇具经验，认为本病的病因涉及肝、肾二脏，侯春光临床上发现两者常兼而有之，其证候多以肝气有余、肾阴不足为主要表现。肝气有余、肝气郁结、肝经郁热者，常见胸闷不舒，或郁郁不欢，嗳气叹息、口臭口苦、便干、舌红苔黄、脉弦数等症。肝火旺者，则见面部痤疮、心烦易怒等症。肾阴不足者，常伴有潮热、盗汗、头晕、五心烦热、舌红少苔，脉细数等症。“壮水之主以制阳光”，治疗上侯春光提出了“疏肝以泄其有余而平肝火，滋肾以补其不足以宁相火”的学术观点。侯春光通过自拟疏肝滋肾方治疗青春早期矮小女童，发现该方可以适当调节和减缓性发育及骨龄进程。

（5）内外结合，疗效显著

中医药治疗方法多样，侯春光除了坚持专研内治之法，即常用小青龙汤、葛根汤、桂枝汤、越婢汤等内服，还结合用棉签蘸自制的“苍耳子油”涂鼻腔，使用外治法治疗“鼻炎”。侯春光坚持外治法的学习和推广：①穴位贴敷法，即冬病夏治三伏贴、开胃消食贴、止泻贴等。②针刺四缝法，即治疗小儿疳积的经验方法，最早记载于《针灸大成》，操作简便易行、疗效显而易见。③耳穴埋豆，即通过刺激耳穴，以达到治疗相应脏腑的方法，属于中医外治法。④中药外洗方，侯春光常用自拟退热水浴方治疗小儿发热。

4. 临证经验

侯春光对儿童常见病、多发病及疑难杂症的临床诊治积累了丰富的经验，并擅长用经方诊治，如外感热病、急性腹痛、腹泻、呕吐、咳喘、鼻病、汗病、抽动障碍、多动症、性早熟、发育迟缓、睡眠障碍、肥胖、遗尿等病证。

在咳喘诊治中，侯春光倡导以透邪蠲饮为基本法则。外感邪气者，治以解表平喘止咳，多辨用麻黄汤、桂枝加厚朴杏子汤、半夏厚朴汤等方。表里同病者，治以表里同治，或解表散寒、温肺化饮、祛痰下气，多辨用射干麻黄汤、小青龙汤等方；或宣肺泄热、止咳平喘，兼以扶正祛邪，多辨用小青龙加石膏汤、越婢加半夏汤、大青龙汤、厚朴麻黄汤、木防己汤等方。水饮内停者，治以温阳化饮、止咳化痰，多辨用苓甘五味姜辛汤、苓桂术甘汤、真武汤、金匮肾气丸等方。里热壅滞者，治以清泄里热，多辨用葛根芩连汤、麻杏石甘汤、大承气汤、大柴胡汤等方。阴虚水热互结者，治以滋阴利水，多予猪苓汤。肺气邪气壅肺者，治以泻肺下气、止咳平喘，多辨用麦门冬汤、葶苈大枣泻肺汤等方。临证加减：伴咳痰色黄、鼻塞黄涕，加桔梗、枳壳、甘草、白芍祛痰排脓；伴痰热互结、心下痛，加瓜蒌子、瓜蒌根、黄连、半夏以化痰消痞散结；若兼有瘀血阻滞，加桂枝茯苓丸活血化瘀。

在遗尿诊治中，侯春光认为遗尿的主要成因为湿热，应治以清热利湿兼顾，多以三仁汤、黄芩滑石汤辨治；对于三焦气机不利、情志不畅者，治以疏利气机、调畅情志，多以小柴胡汤、柴胡桂枝干姜汤、五苓散、栀子豉汤辨治；对于肺实热证，治以清宣肺热，兼以开窍醒神，多以麻杏石甘汤、越婢加半夏汤辨治。临证加减：伴面色少华、舌淡苔薄、脉弱，加缩泉丸温肾祛寒、涩小便；伴遗尿次数多，加五味子收敛固涩；伴伴夜眠深、不易唤醒，加石菖蒲、麻黄开窍醒神；伴汗出较多，加浮小麦益气固表。

在汗病诊治中，侯春光善用经方治疗小儿汗证。若患儿为肺热郁闭，治以清肺泄热，多以麻杏石甘汤、越婢加半夏汤等方辨治；对于阳明热盛者，治以清燥热、救阴液，多以大柴胡汤、白虎汤等方辨治；对于三焦阳郁化热、气化不利证，治以斡旋枢机，运化水饮，和解少阳，多以小柴胡汤、柴胡桂枝干姜汤、五苓散等方辨治；对于湿热蕴蒸，治以清热利湿，多以茵陈蒿汤等方辨治。临证加减：伴大便干结、口臭，加瓜蒌皮、瓜蒌子清热散结；伴肺热口渴，加桑叶、桑白皮宣肺、清泄肺热；伴面色少华、精神倦怠，加太子参、党参补气养阴；伴汗出较多，加龙骨、牡蛎收敛固涩。

在睡眠障碍诊治中，侯春光认为肝胆郁热、少阳枢机不利、胆虚者，治以开郁泄热、调畅气机、镇静安神，多予柴胡桂枝干姜汤、柴胡加龙骨牡蛎汤、小柴胡汤、四逆散、柴胡疏肝散、柴胡桂枝汤、温胆汤等方辨治；心经积热、心神失养者，治以清心泻火除烦，多予导赤散、栀子豉汤、二妙散、防己地黄汤、百合地黄汤等方辨治；脾虚兼有食积者，治以消食导滞，宁心安神，多予六君子汤、保和丸、枳术丸等方辨治；阴阳失调、营卫不和者，治以调和阴阳、养血滋心、安神宁心，多予桂枝加龙骨牡蛎汤等方辨治。临证加减：伴大便溏，加白术健脾祛湿；伴口臭、大便干结，加六神曲、鸡内金消食和胃；伴烦躁明显，加栀子、大黄清热除烦；伴汗出较多，加浮小麦、龙骨益气固表。

（四）邵征洋

1. 名医简介

邵征洋，1962 年 11 月出生于浙江杭州，1985 年毕业于浙江中医学院。系主任中医师，浙江中医药大学硕士研究生导师，浙江省名中医，浙江省第七批名中医学术经验继承工作指导老师。现任杭州市红十字会医院党委副书记、副院长，中华中医药学会儿科分会常务委员，浙江省中医药学会儿科分会副主任委员，杭州市中医药协会中医儿科专业委员会主任委员等多项学术兼职。主持、参与十多项省部级、厅局级的科研项目，曾获浙江省中医药科学技术二等奖、杭州卫生技术创新奖三等奖；出版学术专著3本，在国内、外学术刊物上发表论文20余篇，其中SCI 4篇。

2. 学术渊源

邵征洋教授于1980年入学浙江中医学院，开始了中医求学之路。5年的本科学习，邵征洋打下了扎实的中医理论基础，并在杭州市红十字会医院临床实习期间表现优异，深得当时带教老师及院领导的赏识。毕业后邵征洋留在杭州市红十字会医院工作，担负起儿科临床工作的重任。邵征洋刚参加工作时，胡培德主任时任杭州市红十字会医院儿科主任，他毕业于上海第一医科大学，为当时杭州市儿科界中西医结合学术领头人，邵征洋跟随胡培德主任，在胡老的指导下，他认真工作，勤奋好学，每天工作十几个小时，扎根于临床工作，几年后便成为杭州市红十字会医院儿科医师中的佼佼者，接任胡老成为儿科主任。他带领儿科医务人员，坚持中西医两手抓，研读中医经典及各家学术著作，学习俞景茂、林钦廉、盛丽先等中医儿科名家的临证经验著作，从中汲取老一辈学者的中医辨证论治、遣方用药的经验，指导自己的临床工作，逐渐形成自己的学术经验，并有效应用于临床。他带领团队发扬中医传统疗法防治儿科疾病的优势，倡导内治、外治相结合，使杭州市红十字会医院儿科整体水平不断提高，步入一个个新的台阶。他带领的儿科团队，先后成为浙江省中医药"十三五"重点专科、重点学科，浙江省重大疾病中医药防治中心（儿童呼吸病），杭州市医学重点学科（小儿呼吸病及感染病学）。

3. 学术特色

（1）勤求古训，继承发扬

邵征洋教授认为作为一名中医师，无论有多少临床工作经验，读经典、看古籍是必不可少的，所谓学无止境，用来形容中医师再合理不过了。无止境，不只是放眼未来，而且要深耕过往。中医学本身就是一种文化，和我们源远流长的中华历史一样，不懂中医历史，一定不能成为一名优秀的中医师。当然，有继承也要有创新，他将这种学习精神概括为"古""今"两手抓，"古"是指中医古籍经典留给现代中医人的宝贵财富，如《黄帝内经》《伤寒杂病论》《小儿药证直诀》《幼幼新书》《脾胃论》《临证指南医案》《诸病源候论》等经典著作。"今"是指新的理论、诊法方药应随着社会的发展而不断完善。如近年来一些疾病如儿童抽动障碍、多动症、睡眠障碍及生长发育相关疾病性早熟、肥胖的发病率显著增加，邵征洋教授从《小儿药证直诀》中获得的启示，认为应把握小儿"心肝常有余"的生理特点，结合现代小儿的生理特点，创新性化裁古方导赤散，从“心热”论治小儿夜惊夜啼、抽动障碍、口疮，注重清心泻火安神。该治疗方法在临床上收效显著，并且邵征洋教授在第21、第22届全国中西医结合儿科年会上进行了交流报告。

（2）四诊合参，尤重望诊

邵征洋教授认为，中医儿科临证，遵循四诊合参的同时，要特别重视望诊。由于儿科的特殊性，古称其为“哑科”，问诊方面基本上都由家长陈述，医者对于孩子真实感受的了解会受一定的影响，故而望诊就显得更加重要。古人也有“小儿病于内，必形于外”之说，医者除掌握基本的舌诊技术外，望神态、体型和面诊都是必须要掌握的，尤其是望神态，能客观地反映患儿疾病的轻重、病情的性质等很多重要的信息，那些精神状态不佳、少言懒语的患儿，即使没有很多的症状、体征，医者也不能掉以轻心。

（3）善用外治，传承创新

邵征洋教授是一位中医适宜技术的应用者和推广者，更是一位将传统外治疗法和现代科学技术相结合的创新者。他根据自己多年的临床经验，带领团队创新开发各种适合儿童的外治方法和剂型，如应用于多系统疾病的穴位贴敷，如咳嗽贴、夜惊贴、鼻炎贴等；针对小儿过敏性鼻炎、遗尿、厌食等的激光针灸；促进生长发育的扶阳罐、小儿推脊疗法；缓解鼻塞、提高儿童抵抗力的通窍精油；个性化定制三伏贴、三九贴，一人一病一方，专人专贴。邵征洋常常和学生们讲：“儿童有其特殊性，口服中药顺应性相对差，但同时有肌肤娇嫩、经络敏感的优势，所以我们中医儿科医生除了会辨证开方给患儿口服中药，还要会辨证选取适合孩子们的外治方法，这样可以减少他们口服药物的困难，外治法简单方便，更容易接受，而且效果也是得到临床证实的，何乐而不为呢？”

（4）重视风邪，活用经方

邵征洋教授重视风邪在儿童疾病发病过程中的地位。风为百病之长，风邪致病善行数变，风邪尤其贯穿在儿童呼吸、情志病和过敏性疾病中。邵征洋善于应用风药，指出在应用风药时应尽量选择植物类药，如荆芥、防风、葛根等。邵征洋认为应少用动物类药物，一则避免动物蛋白过敏，二则动物类药一般价格昂贵，我们在治病的同时，应该以尽可能小的花费获得满意的效果。在调治儿童体质，提高抵抗力的时候，他推崇合用经典方、小方，临证需辨证活学活用。如对于反复呼吸道感染、过敏性鼻炎反复发作的孩子，用玉屏风散、柴胡桂枝汤、麻黄附子细辛汤等加减；对于功能性腹痛、厌食、矮小的患儿，用四逆散、理中汤、七味白术散等加减。邵征洋指出我们学习经方，不只是学习《伤寒杂病论》和《金匮要略》，还要学习从古至今的经典名方，这些方剂都是我们的先辈留给后人的宝贝，我们不仅要记住，更要会灵活应用，并总结出我们的经验方，如咳变方、调中汤、鼻炎方等，造福后人。

（5）医者仁爱，专研之道

邵征洋教授常常对学生们说，作为一名儿科医师，首先要有一颗爱心，不仅是不怕苦和累，还要不怕烦，只有用爱心来对待患儿，才能让孩子和家长真正信任我们。邵征洋临证时常常会碰到调皮捣蛋的小朋友，甚至是哭闹、拳打脚踢的小朋友，他总是耐心对待和安抚，孩子们都特别喜欢这位笑眯眯的爷爷。对于路远或有特殊原因需要加号的患者，他也总是尽量满足，以至于经常加班到很晚。一些门诊效果不是很明显的病例，他会让学生记录下来，再查阅资料，和同行讨论，向前辈请教。不断学习、不断解决问题，是一名合格医师必须走的路，他经常和学生们这样讲。邵征洋教授在用一颗仁爱之心践行着一位医者的专研之道。

4. 临证经验

邵征洋教授临床工作30余载，积累了丰富的临证经验，尤其在儿童肺系、脾系和肝系疾病方面有自己的学术经验。

（1）慢咳、顽咳“风痰”论治

邵征洋认为儿童咳嗽变异性哮喘的发病主要与风、痰关系密切，兼有瘀滞、内外合风是本病的主要病机。其病多为外感风邪而引动肺内伏风所引起，痰是发病过程中的病理产物。久病必有瘀滞，瘀是咳嗽变异性哮喘迁延不愈的重要原因。基于病因病机分析，邵征洋总结出经验方——祛风止咳方，由荆芥、酒地龙、炙麻黄、旋覆花、紫菀、黄芩、蝉蜕、紫苏叶、白蒺藜、甘草10味药材组成，具有祛风宣肺、化痰通络之功，临床观察该方对儿童气道炎症及气道病变有较好的改善作用。

（2）小儿咳喘分期分证论治

邵征洋治疗小儿哮喘，根据治未病思想，将儿童哮喘分为未发、欲发、既发三个阶段，并根据三个阶段不同特点分期防治。哮喘属于本虚标实，无论发作期或缓解期，均需标本兼治，攻补兼施。咳喘并存，若以喘为主，重在治喘；若以咳为主，重在治咳。邵征洋认为治喘当分寒、热，可选用大青龙汤、小青龙汤、麻杏石甘汤等方；治咳以止嗽散加减治之；若只咳不喘，当属风咳，重在治风，治以祛风止咳化痰。邵征洋注重抗复发研究，指出风、痰、气、虚、瘀的相互作用是小儿哮喘反复发作的病理基础，治疗以祛风、豁痰、理气、补虚、化瘀综合应用，可望将哮喘根治于儿童阶段。

（3）儿童脾胃病“运、消”论治

针对小儿脾胃系统疾病，邵征洋认为运脾为治疗之根本，应注意少用或不用有碍脾胃运化的药物，如熟地黄、黄精等。邵征洋善用《小儿药证直诀》方，如七味白术散、泻黄散，重视运脾和健脾相关性，用药灵活，攻补适宜，动静结合，慎用苦寒，中病即止，避免损伤脾胃。在临证过程中，邵征洋特别关注患者以下几个方面：口气、唇色、舌象、大便。

（4）儿童抽动障碍“病证”论治

邵征洋在抽动障碍治疗中重视化痰、消积之法，善用风药，喜用小儿经方和验方，内治不忘外治法，提倡中医多途径治疗，辨病与辨证相结合，其标在风、痰、火、积食，其本在心肝有余而脾肾不足。邵征洋常从以下几方面辨证：风痰上扰型，心肝火炽型，脾虚肝旺型，食积内壅型，治疗常用六味散合升降散、导赤散加天麻钩藤汤、柴胡加龙骨牡蛎汤、保和丸加减等。

（五）陈华

1. 名医简介

陈华，女，1964 年 5 月出生于浙江杭州，1986 年毕业于浙江中医药大学。系浙江中医药大学教授、主任中医师、硕士生导师，浙江省名中医，第七批全国老中医药专家学术经验传承工作指导老师，第三批全国优秀中医临床人才，第四批全国老中医药专家学术经验继承人，全国首届百名杰出女中医师。现任中华中医药学会儿科专业委员会名誉副主任委员、浙江省中医药学会儿科专业委员会名誉主任委员等。从事儿科临床、科研和教学工作近 40 年，发表学术论文 80 余篇，主编及参编学术专著 10 余部、国家规划教材 5 部。主持参加科研课题 20 余项，获得成果奖励 12 项、国家发明专利 2 项，成果专利转化 1 项。

2. 学术渊源

陈华于浙江中医学院（浙江中医药大学）中医系硕士毕业后至浙江省中医院工作，跟随陈蓉蓉、宣桂琪和盛丽先等老师学习中医儿科临证思路，从事儿科临床诊疗实践。师从浙江省国医名师俞景茂，为第四批全国老中医药专家俞景茂学术经验继承人。作为第三批全国优秀中医临床人才，在研修学习阶段，拜师国医大师丁樱、全国中医儿科名家王霞芳及浙派中医儿科名医宣桂琪、盛丽先等临证学习，博采众长，融汇多位名中医、多个儿科流派的学术特色。在继承老师经验的基础上，结合临床实践，兼收并蓄，形成了自身的临证特点，传承了“砥砺深耕，慎思明辨，笃行致远”的治学理念。

3. 学术特色

（1）用药轻灵，强调重视后天之本

小儿脏腑娇嫩，五脏六腑、四肢百骸等均处在生长发育期，各种生理功能也尚未健全，又因其脏器清灵，随拨随应，易趋康复。陈华教授认为治疗时药效的关键并不在于药量多寡，而是只需辨证准确、切中病机、适量用药，即使小剂量也能疗效显著，故陈华教授遣方用药轻灵柔润，以免矫枉过正。脾胃为后天之本，又居中焦，其升降功能是全身气机的枢纽，且共同承担着后天给养之责，是人体生命活动延续、气血化源充足的保证，对于生长发育时期的儿童尤为重要，正所谓“脾胃虚衰，诸邪遂生”。故陈华教授以脾健胃固为扶正固本之道，强调“治从中调”，临床上明辨寒热虚实，用药有的放矢、平正中和、精简轻锐、中病即止，使邪去而正气不伤。

（2）详辨虚实，擅长运用和解之法

和法是通过苦辛并进、寒热互用、补泻兼施，从而调节人体的阴阳、脏腑和气血状态的一种治法，适用于寒热错杂、虚实夹杂之证。小儿为稚阴稚阳之体，具有肝常有余，肺、脾、肾三脏常不足的特点，感邪之后，传变迅速，临床容易出现寒热虚实夹杂、阴阳失调、平抑失衡之证。陈华教授认为小儿脏腑娇嫩，即不耐受攻伐，亦不承受滋补，而和法平缓，最为适宜。又因浙江雨水丰盈，且自古为富庶之地，民喜食肥甘厚腻之品，患病后则更容易出现虚实夹杂征象。若此时单用补法恐易助邪，专使攻法、下法又易伤正，故陈华认为和法最切病因病机，应善用和解少阳法治疗小儿反复发作性肺系疾病，调和脏腑法治疗小儿脾胃疾病。

（3）恪守病机，提倡疾病分期论治

陈华教授通过多年的临床经验发现小儿肺系疾病的发展多存在外感期、迁延期和缓解期三个阶段，如反复呼吸道感染、腺样体肥大、反复扁桃体炎、哮喘、过敏性鼻炎等。陈华教授辨治此类疾病多采取“三期分治法”，按外感期、迁延期和缓解期分别论治。陈华认为外感期大多为外感风寒或风热之邪，此期病情较急，治宜疏风解表，以祛邪达表为主。此期若辨证用药准确，可较快控制病情，阻断其进一步发展。对于寒热夹杂者，辛温辛凉合用可明显缩短病程。迁延期大多为少阳不利，或脾胃失运、肺脾失调、肝脾不和等，症状时轻时著、反反复复，治宜和解之法，斡旋枢机，健运脾胃，补土生金，调和肝脾等。缓解期多以肺、脾、肾三脏虚证为主，常用益气健脾、滋阴清热、温肾助阳之法。

（4）重视体质，善用清热养阴之法

小儿为“纯阳之体”，具有“阳常有余，阴常不足”的体质特点，故临床可见热病者居多，加之浙江地处东南沿海，气候温暖潮湿，外感后易耗气伤阴，易导致痧、痘等温热病流行，故江浙地区的小儿更多见“纯阳阴虚”之体。陈华教授结合本地小儿体质特点与浙江的地理气候环境，因人因地制宜，善于运用辛凉解表、清热解毒、清凉开窍、清热平肝等清热之法治疗儿科热病，并对滋阴之法多有发挥。陈华重视小儿体质特点，擅长运用益气养阴法调理改善体质，有效提高了小儿疾病的临床治疗效果。

4. 临证经验

陈华教授擅长儿科肺系及脾系疾病的诊疗，如小儿反复呼吸道感染、咳嗽变异性哮喘、腺样体肥大、复发性急性扁桃体炎、厌食、便秘、泄泻等。

陈华治疗小儿反复呼吸道感染擅长以膏方调理。患儿反复呼吸道感染缓解期正气不足而邪气渐退，常见形体瘦弱、生长发育迟缓、纳差、倦怠乏力、气短等症，治疗当以补虚固本、少佐祛邪为法，常予四君子汤合沙参麦冬加减制成素膏治疗。

陈华指出风痰内伏肺络是咳嗽变异性哮喘长期不愈和逐渐发展为哮喘的病理基础，认为风痰伏肺、肺失宣肃为其基本病机，应以祛风宣肺、涤痰止咳为治疗大法贯穿始终，并根据病程不同阶段又有侧重，早期疏风祛邪为先，中期涤痰宣肺为主，后期重视顾护脾胃、培土生金以杜生痰之源。

陈华提出腺样体肥大的关键病因在于虚、痰、瘀三个方面，并总结其病机以肺脾两虚为本，痰瘀互结为标，即因虚易感外邪，邪气搏结颃颡，肺气失司，气机不利，致痰湿、血瘀停滞互结，腺样体增生肥大。陈华在治疗上分感染期、迁延期、恢复期三期论治，以化痰散瘀法贯穿全程，灵活运用和解表里、健运脾胃、养阴固本之法。

陈华认为小儿复发性急性扁桃体炎的主要病因在于风热毒邪犯肺，同时与饮食积滞、素体阴虚相关，病程可分为急性期与恢复期，临床上以“清热消积”为特色疗法贯穿疾病全程，重在调理患儿体质，防其复发。

针对便秘，陈华强调其病位在大肠，但与五脏均相关，尤其与肺、脾关系最为密切；其病机可概括为本虚肠燥，本虚主要为肺脾气虚、脾胃阴虚；临床常用火麻仁、郁李仁、瓜蒌仁、莱菔子“四子”以润肠。肺脾气虚者，以异功散为主方加减；脾胃阴虚者，以沙参麦冬汤为主方加减。

此外，陈华教授还十分重视中医的外治疗法，如香佩疗法、耳穴压豆、经络调理、穴位贴敷等，其中香佩疗法经临床和基础研究验证，其具有预防呼吸道感染的效果，还在辅助治疗鼻炎、鼻窦炎等方面具有一定的疗效，陈华教授也因此疗法获得了国家发明专利。陈华教授研制的“西子香佩”系列文创产品，获邀成为第19届亚运会的中医药特色礼品。

（六）邱根祥

1. 名医简介

邱根祥，男，中共党员，省级名中医、主任中医师、硕士生导师、浙江中医药大学及江西中医药大学教授，1963年8月3日生于浙江省衢州市龙游县，现任中华中医药学会儿科分会委员、中国中医药研究促进会综合儿科分会副会长、中国民族医药学会儿科分会常务理事、浙江省中医药学会常务理事、浙江中医药学会儿科分会副主任委员、衢州市中医药学会副会长、衢州市中医药学会儿科分会主任委员。邱根祥教授于浙江中医学院就读期间，有幸受马莲湘、詹起荪、俞景茂、盛丽先、陈蓉蓉等儿科前辈们的启蒙，工作后又师从衢州市名中医、衢州雷氏医学第五代传承人林钦甫，开启了医学之路，并于工作期间多次赴上海跟随唐为勇、虞坚尔、顾明达、朱盛国等教授学习。2016年邱根祥至浙江省中医院国医名师俞景茂工作室进修学习，同年衢州市成立俞景茂全国名老中医药专家传承工作室衢州工作站，并成为工作站负责人。

2. 学术渊源

邱根祥为衢州市非物质文化遗产——雷氏医学第六代代表性传承人。雷氏医学发源于衢州府城西安县，嘉道年间新安名医程芝田至衢州行医，雷少逸之父雷逸仙于其门下习医，并著有《逸仙医案》《医博》《医约》。雷少逸幼承父训历览医术、引申触类，并结合实践，著有《时病论》《灸法秘传》，其中《时病论》一书奠定了雷氏医学的理论基础。雷少逸之子雷大震、程曦、江诚三人合纂《医家四要》，此书成为雷氏医学的入门基础。雷少逸之外孙龚香圃先攻内科，后发奋钻研儿科，著有《六一草堂医学丛书》，其弟子林钦甫承其学术思想与特点，辑临证经验于《林钦甫中医医疗病案集锦》一书中。归功于历代医家的代代薪火相传，衢州雷氏医学逐渐形成一支兼容并蓄又独具特色的中医流派，迄今已传承200多年。衢州地区传承谱系清晰，雷氏医学传承至今已有七代，目前仍是衢州的主要中医流派。衢州雷氏医学在中医流派中具有重要的地位，其历代传承扩大了浙派医家的声誉，丰富了浙派中医的内涵，弥补了历代医家对外感时病论述的局限性，即使在现代临床内、外、妇、儿及杂病的诊治中，雷氏医学之思想仍有极其重要的指导意义。

3. 学术特色

邱根祥教授作为主任中医师，在临床工作30余载，临床善治内科、儿科疾患，尤其是对雷氏医学学术思想诊治儿科深有研究，学术特色主要有：

（1）以时病论，清外安内

小儿之病，多为时病，其体质更易受时令、六气影响，导致其时病变化多端，难以以单纯一方概括之，故雷氏医学"以法代方"，以"法"作为临床辨病辨证的思维导线，引导出"方"的遣组。以"法"为骨，以"方"为肉，二者统一，形神丰满。

（2）衷中参西，旁参诸家

雷氏医学对于先贤的理论为"师古而不泥古"的治学态度，在其影响之下，邱教授认为中医也要与时俱进、融会新知，并对传统中医诊断方法进行拓展，主张"衷中参西"，以中医的诊断思维方式为主分析病因病机与诊断疾病，参以西医的实验室、影像学等检查手段，从而更精准地了解病情。对于中药，邱教授结合现代药理研究，精确并创新性地将其运用到临床中。邱教授临证之时，既师法雷氏遴选成方、善化古方的做法，又不拘泥于雷氏所创的诸法及所选的成方，而是根据自己的临床经验，遴选了一些常用成方，并在此基础上进行加减化裁、灵活组合，取长百家，知常达变，抓住主要病机关键，随证立法。

（3）扶正祛邪，平调中和

雷氏医学认为扶正祛邪中所扶之"正"，主要为卫外御邪之卫气和注脉化血之营气，所祛之"邪"，既可是如《时病论》中所言的"感四时六气为病"，又可是病程中机体的病理产物。由于小儿特殊的生理特点和病理特点，临床中的"正"与"邪"常常不会规律的配对存在，故"先祛邪后扶正""先扶正后祛邪"还是"扶正祛邪并行"为酌选治则的重点。相较小儿寒凉学说与温阳学说处于天平的两端，雷氏医学更倾向于儿科的"折衷学说"，治疗过程中更多施以"和"法，使攻不伤正，补不滞邪，热不动火，寒不损阳。

（4）分期治疗，重调脾胃

雷氏医学认为小儿之体为"嫩阴嫩阳"，脏腑娇嫩，形气未充，虽生机蓬勃，但亦易受邪而发病；正气不足，无力祛邪外出，导致正虚邪恋，而病程迁延。然小儿"脏气清灵、易于康复"的特点又使其疾病有"变化瞬息"的鲜明特点，因此，邱教授根据邪气与正气在疾病病程中不同阶段的盛衰，将病程分为疾病治疗期、正虚邪恋期、体质调理期三期进行分期治疗。脾胃作为后天之本、生化之源，是邱教授治疗小儿疾病时的重点顾护对象，故邱教授在临床治疗过程中亦多重视患儿脾胃的顾护与调理。

（5）舒畅情志，心肝常调

小儿神志未熟，过惊、过怒等外界刺激极易对其稚弱的神志造成影响，故小儿情志病在临床较成人亦不少见。邱教授根据临床经验及小儿生长过程不同阶段的生理与病理特点，以小儿生长发育的不同阶段划分小儿情志病为婴幼儿期、学龄前及学龄期、青春期三大类。除临床医治外，邱教授亦在临床上提倡医者、家长、学校三方共同协作治疗小儿情志疾病。小儿心、肝常有余，故在平素的治疗中，亦常加入钩藤、蝉蜕、远志、石菖蒲、炒麦芽等药物，以调小儿心肝。

4. 临证经验

作为衢州雷氏医学的代表性传承人，邱根祥教授创新性地将治疗时病见长的雷氏六十法运用到儿科临床上来。

（1）雷氏通利州都法

通利州都法原为“火泄、湿泄、湿热痢疾”所设，邱教授对于小儿泄泻多用雷氏通利州都法。该法取《黄帝内经》“治泻不利小便，非其治也”之意，使湿从膀胱而走，则泻自得止矣。其代表方重用茯苓，茯苓甘淡平和、通利州都为君药，重在祛湿，通调水道，利小肠则实大肠。全方共奏清热利湿、健脾分利止泻之功。

（2）雷氏补气升阳法

补气升阳法可补中气以升阳气，补而灵动。邱教授临床多用此法治疗小儿反复呼吸道感染之调理期、肾病综合征。前者因多表现为脾肺气虚，故以补气升阳法补益脾肺；后者临床多见脾肾阳虚型，故在补气升阳法的基础上合用补火生土法，加肉桂、吴茱萸等以温肾健脾。邱根祥教授亦会用补气升阳法合金水相生法治疗小儿难治性哮喘，两法合用健脾益气、温肾补肺、扶正固本、祛湿化痰。

（3）雷氏增损胃苓法

小儿肥胖多有痰、湿、浊、热，邱教授临床多用增损胃苓法合柴平汤治疗，取其健脾利湿、消痰化浊之意，更加茵陈、栀子清化湿热。若肝脏有脂质沉积亦可加一味鳖甲。

（4）万氏胡麻丸合生犀散

邱教授认为过敏性紫癜辨证多为血热风盛型，万氏胡麻丸合生犀散合用有“消毒气，解内热”之功；小儿血热风盛夹湿亦能导致湿疹，故此法可加减白鲜皮、侧柏叶、浮萍亦可治疗小儿湿疹，内外同治。

（5）雷氏柴平汤合孔圣枕中丹

邱教授临床用此法治疗青春期抑郁状态。柴平汤为小柴胡汤与平胃散之合方，可疏肝解郁、理气化痰；孔圣枕中丹是唐代孙思邈的经典方，《千金翼方》云其“常服不忘”，对症治疗抑郁状态所表现出的健忘、失眠等症状，可见枕中丹在调理人情志方面具有较好的功效。两方合用，共奏疏肝解郁、定志安神之功。除此之外，邱教授十分注重对小儿的调护，强调调理脾胃，防治并重，不能仅靠治疗，平时养护更为重要，养后天以济先天，尤其是在一些疾病的调理期（如小儿反复呼吸道感染、过敏性鼻炎、哮喘、过敏性紫癜、抽动障碍）。

（6）雷氏清凉荡热法

邱教授临床以此法治疗小儿鹅口疮、反复口疮等口腔溃疡性疾病。口疮多由三焦有热而成，然此法可治三焦温热，既可清上焦之热以保津，又可清中焦之热以养胃，亦能泄下焦之热以养阴。

（七）陈健

1. 名医简介

陈健，1967 年 9 月出生于浙江省湖州市，1989 年毕业于浙江中医学院中医系。毕业后先后在浙江省湖州市第一人民医院儿科、浙江省中医院、浙江中医药大学工作。2005 年获浙江大学医学院医学硕士学位，2007 年获浙江中医药大学博士学位。现为浙江省名中医，浙江中医药大学教授、博士生导师，浙江省重大疾病中医药防治中心（儿科疾病中医药防治中心）负责人，第五批全国老中医药专家学术经验继承人。兼任中华中医药学会学术流派传承分会副主任委员、儿科分会副主任委员、儿科流派传承创新共同体副主席、临床药理分会常务委员；浙江省中医药学会副秘书长、儿科分会主任委员、医院管理分会副主任委员；浙江省中西医结合学会儿科分会常务委员；浙江省医师协会儿童重症分会副会长、女医师分会副会长。

2. 学术渊源

陈健教授自 1995 年调入浙江省中医院工作后，即跟随宣桂琪、俞景茂、盛丽先、陈蓉蓉、谢翠珠等一批浙派中医儿科名师们从事儿科临床门急诊、病房工作，在名师们的三级查房和带教中博采众长、获益良多，凝练出浙派中医儿科治疗疾病时“用药轻灵、少滋腻；顾护脾胃、少峻猛”的共性特点，并在临床中传承创新和发展。

陈健教授于2004年至2007年在浙江中医药大学攻读中医临床博士学位，博士导师为范永升教授。范永升教授擅长风湿免疫性疾病的中医药防治临床诊疗及科研，陈健秉承导师范永升教授学术思想，根据中医“异病同治”理论，将导师“解毒祛瘀滋阴法”治疗系统性红斑狼疮的经验，应用于儿童系统性红斑狼疮、异位性皮炎、皮肤黏膜淋巴结综合征（川崎病）后期、全身型幼年特发性关节炎（Still病），辨证论治，随证加减，取得较好疗效。2012年陈健成为第五批全国老中医药专家宣桂琪学术经验继承人，并成为首批全国中医学术流派传承工作室（宣氏儿科流派）第四代传承人，2016年陈健获人力资源和社会保障部、国务院学位委员会、教育部、卫计委、国家中医药管理局五部委联合颁发的“出师证书”。在跟师学习及收集整理宣氏儿科学术思想和临证经验的过程中，陈健深刻领会宣氏儿科治疗疾病的特色和经验，在临床中运用、创新，并加以提高。

3. 学术特色

（1）辨儿病强调“病性病位”是关键

陈健教授认为小儿之为病，易寒易热，易虚易实，起病急骤，传变迅速，并且外感热病明显多于内伤杂病，所以儿科疾病辨证的关键点是“明病性、定病位”。其一，“明病性”就是要辨明疾病性质，即寒、热、虚、实和阴、阳。《素问·阴阳应象大论》曰：“阴阳者，天地之道也，万物之纲纪，变化之父母，生杀之本始，神明之府也。治病必求于本。”其二，“定病位”就是要明确疾病的表、里和相关联的五脏六腑。《灵枢·百病始生》曰：“三部之气各不同，或起于阴，或起于阳。”陈健强调辨病时一定要谨遵“其方”，要分清病位在表、在里，抑或是半表半里，“病性”与“病位”相结合才能精准辨证。如外感患者，陈健特别注重通过望诊分寒、热，关注患儿的咽部症状。若患儿咽部不红肿，偶有咽痒不适，鼻塞打嚏，涕清，脉浮，则为风寒在表；若患儿咽红而肿，乳蛾肿大，鼻塞，涕黄，脉浮，则为风热在表。

（2）治儿病当常思“三有余，四不足”之特点

陈健强调在诊治小儿疾病的过程中要充分考虑小儿“阳常有余，阴常不足”“心常有余，肺常不足，肝常有余，脾常不足，肾常虚”的“三有余，四不足”之生理特点。首先，用药要顾护脾胃，少用峻猛之药。陈健在运用疏风解表、清热解毒、宣肺化痰、清肝泻火、养阴清热、凉血活血之法时，考虑小

儿“脾常不足”的特点，多用轻清之剂，慎用少用大苦大寒的峻猛之品。如，陈健运用麻杏石甘汤治疗痰热闭肺型肺炎喘嗽时，若患儿为3周岁以下的婴幼儿，陈健常将大苦大寒的石膏用黄芩来代替。陈健运用葛根芩连汤治疗婴幼儿腹泻时，常将苦寒的黄连用荠菜花、马齿苋来代替。其次，用药要轻灵，少用滋腻之药。小儿脏腑娇嫩，易虚易实，治疗肺脾气虚的患者时，陈健强调“壮火散气，少火生气”，中病即止，治疗肝肾阴亏、阴虚火旺的患者时，陈健倡导运用“壮水之主以制阳光”法，但要考虑小儿“脾常不足”的特点，防止滋腻碍胃。

（3）难治性疾病重视“郁火”和“血瘀”之病机

难治性疾病往往病情反复、迁延难愈、病程较长。对于这些病患，陈健教授认为“郁火”和“血瘀”两方面因素不可忽视，在辨证治疗时需适时运用“清郁火”和“散瘀血”之法。一方面，小儿“脾常不足”，饮食不节最易伤及脾胃之运化功能，形成“食积”。《黄帝内经》曰：“肥者令人内热，甘者令人中满。”食积郁久化火，形成“伏火”“郁火”影响脾之运化、肝之疏泄、心之所养，从而出现心肝不利之症。“胃不和则卧不安”，食积也会影响睡眠。小儿神经系统疾病，如多发性抽动障碍，食积、郁火既是该病的病因之一，又是抽动障碍状反复发作、日久不愈的病根。同样，小儿外感疾病如夹有食积、郁火，则热难清、痰难化，病程较长。另一方面，《灵枢·本藏》云：“是故血和则经脉流行，营覆阴阳，筋骨劲强，关节清利矣。”久病入血入络，则血脉不和，血行不畅，瘀血阻滞。小儿“纯阳之体”，日久可从阳化热，血热伤阴，致阴精亏损，阴虚阳亢。同时，瘀血不去、新血不生，血虚则肝失所养，耳目不聪，神思恍惚。

4. 临证经验

陈健教授擅长中医药防治儿童呼吸、免疫、神经系统疾病的诊疗，如小儿感染后咳嗽综合征、反复呼吸道感染、难治性哮喘、抽动障碍、热性惊厥、注意力缺陷多动障碍、孤独症等。

①治疗小儿感染后咳嗽综合征，陈健主张望诊分寒、热，闻诊定病位，问诊知兼症。定性风寒或是风热，需着重关注患儿的咽部及鼻部症状。听咳嗽声辨咳嗽病位：风邪郁遏在表可表现为咳嗽不爽；邪蕴在喉，外有风寒，内有郁热，则可见刺激性咳嗽，咳甚则呕吐；如外邪进一步入里化热，肺失肃降，甚者热盛伤津，则可见咳嗽剧烈且用力、干咳、喉中少痰等。患儿脏腑娇嫩，易于攻伐，且纯阳之体，易从阳化热，故治疗应以轻去实，注重顾护患儿脾胃，

应慎用苦寒、辛热温补的药物。

②治疗小儿难治性哮喘，陈健提倡攻补兼施法。哮喘初期发作时邪实明显，但反复发作日久必虚，故难治性哮喘在治疗上可以打破“未发时以扶正气为主，已发时以祛邪为主”的原则，治以标本兼治、攻补同用之法，从而提高哮喘的疗效。肺气虚、卫气不固者合用玉屏风散；肺阴虚者合用生脉散（南沙参、北沙参易潞党参）；痰去者可用补肾之法，加用菟丝子、补骨脂、巴戟天、枸杞子，并稍佐活血祛瘀之丹参、桃仁。

③治疗小儿抽动障碍，陈健认为本病属“肝风”范畴，与肝、风、火有着必然的联系。本病多虚实夹杂，病久易致阴阳失调，临床上陈健从“肝风”论治，此“肝风”除了肝阴不足、肝风内动之“内风”因素外，尚有外感风邪之“外风”因素，“外风”可以引动“内风”而致本病。治疗方法上，陈健从抽动障碍的病因病机探寻共性规律，把握抽动障碍的病机本质而成“抽动方”，以专方治专病，同时，陈健注重食、痰、瘀的病机因素，形成了“病证结合”的优化治疗方案。

④治疗小儿热性惊厥，陈健认为本病反复发作属“本虚标实”之证，发作时以“标实”为主，主要为“风”“热”之邪所侵袭；未发时以“本虚”为主，与小儿“阴常不足、肺脾常虚”的生理特点密切相关，临证常见阴虚火旺、肺脾不足两型。陈健主张分期辨治预防热性惊厥复发，发热初始尽早干预，治以清热解表、疏风平肝以祛邪，未发之时养阴平肝、调理肺脾以扶正；主张无论惊厥发作时还是未发之时，治疗上均以消食、化痰、祛瘀贯穿始终。热性惊厥患儿易夹食、夹痰、夹瘀，若欲惊厥少发，则务必清其热、消其食、祛其痰、化其瘀。在疏风清热或调理体质之时，均应兼顾消食化痰，理气祛瘀。若患儿晨起口臭、时有脘腹作痛、大便臭秽，苔根厚腻、苔色或白或黄，则酌加焦六曲、鸡内金、炒枳壳、花槟榔、制川厚朴等消食化积；若患儿热性惊厥反复发作或单次热程中惊厥发作多次，指纹紫滞或脉弦，考虑久病多瘀多痰，则酌加川芎、陈皮、制胆南星、僵蚕、桃仁、鸡血藤等理气化痰、活血祛瘀之品。

第五章 浙派中医儿科名著精要

中医儿科，古又有“少小科”“小方脉”“幼科”“哑科”等名称，是中医学的重要组成部分，荟萃了中华民族数千年来小儿养育和疾病防治的丰富经验，是随着中医学的发展而逐步形成的一门学科。中医儿科在预防、医疗、保健等各方面都有着比较丰富的经验和理论知识。其中，浙派中医儿科医学也为其发展添上了浓墨重彩的一笔。

约在公元前400年我国已有小儿医，《史记·扁鹊仓公列传》中就有记载：“扁鹊……闻秦人爱小儿，即为小儿医。”对于小儿疾病，《素问·通评虚实论》曰：“乳子而病热，脉弦小者何如？岐伯曰：手足温则生，寒则死。”“乳子中风热，喘鸣肩息者脉何如？岐伯曰：喘鸣肩息者脉实大也，缓则生，急则死。”可见在两千年前，医家对小儿疾病的症状、舌脉象、预后已有一定的认识。但因社会、环境、经济等诸多因素，宋代以前中医儿科医学发展缓慢，直到宋代才专设少小科，学制为5年，医疗教学相结合，儿科医学才逐渐系统地发展，浙派儿科医学也受到历史环境的影响，开始萌芽。

北宋的灭亡是浙江中医药文化的分水岭。靖康之乱的发生，使宋室南迁至杭州，更名南宋，1127年定都临安，即今杭州。大量移民、医家和北宋医疗中心随之迁入浙江，为浙江医疗事业的快速发展提供了良好的机遇。浙派中医儿科作为浙派中医的重要组成部分，在浙江地域特点及浙派中医的发展局面的综合影响下，亦传承了历代医家的学术思想。

历代许多医家著书立说，将学术经验和诊疗特色流传了下来，尤其是在明清时期，浙派儿科著作多达百余本，可见明清时期浙派中医儿科医学得到了快速的发展，百家争鸣，医家在前人的基础上对儿科理论有了更系统、深刻的认识，但因历史、社会、环境、人为等因素，大部分儿科医书已轶或未见，现将浙派中医儿科历代可考证且尚有馆藏的主要著作，尤其是明清以来的中医儿科专著的概要、医家简介及学术思想等加以总结介绍。

第一节 《袖珍小儿方》

一、专著概要

《补要袖珍小儿方论·序》记载，明永乐乙酉年，明代儿科医家徐用宣写成《袖珍小儿方》，至嘉靖十一年（1532年），先督抚庆台江楼陈琦重校。万历二年（1574年）由太医院吏目庄应祺补充为10卷，孟继孔、祝大年校对出版《补要袖珍小儿方论》。该书共10卷，是编者以《袖珍小儿方》为基础校正补充而成。《补要袖珍小儿方论》（以下简称《方论》）理论上推崇钱乙、陈文中，将伤寒、疳证、疟证分立专卷予以阐述。

二、医家简介

徐用宣，明代儿科医家，衢州府（今浙江衢州）人。世医出身，徐用宣少通儒书，继承家传医法，晚年贯通医术，尤精于小儿科。以世传小儿方书浩瀚，多得此失彼，殊无旨归，乃搜辑小儿诸家方书，以钱乙《小儿药证直诀》为本，参附己意，择取良方，汇成《袖珍小儿方》十卷。书成于永乐（1403—1424年）年间，并于嘉靖十一年（1532年）重刊。

三、学术思想

1. 明辨小儿生理病理特点

《方论》尊崇钱乙提出的小儿生理上“脏腑柔弱”“五脏六腑，成而未全……全而未壮”及病理上“易虚易实，易寒易热”之说，基于小儿生理发育尚未成熟，生理机能尚未健全，因而发病容易、传变迅速的特点，《方论》对小儿疾病的治疗特别注重其寒热虚实之辨析，用药反对妄施攻伐。

2. 提出小儿望诊辨证方法

在诊断方面,《方论》根据“小儿多未能言”和“脉既难凭，必资外证”的观点，重视望诊。《方论》中关于望诊的论述不仅可以用来诊断治疗五脏病证，而且可作为五脏辨证治疗面目疾病的依据。

3. 强调顾护脾胃之气

脾胃为后天之本，小儿“脏腑娇嫩”“皆未坚固”，又因小儿寒暖不能自调，外易为六淫所侵，内易为饮食所伤，用药应注意固护脾胃，不可妄用寒凉，故《方论》选方用药，时时顾护脾胃之气。同时,《方论》治疗小儿脾虚胃弱之证，不在补脾而重在运脾，颇具特色。

4. 寒凉辛温治痘疹

《方论》既不拘泥于钱乙的“寒凉法”，又推崇陈文中的“温补法”治疗痘疹，而其关键则在于辨证。《方论》既谨遵钱氏《小儿药证直诀》，又参照《陈氏小儿痘疹方论》，强调以临床实际为据而辨证治之。

5. 独创灸治法

《方论》认为用药物治疗小儿疾病虽可获效，“然治疗之功药有不能使其全愈，皆凭灸法”，故“今按明堂之内精选小儿应验七十二穴，并是曾经使用累验神功”。运用方法主要有点灸法、下火法、用火法。同时,《方论》指出了小儿灸法的禁忌证，如“人神所在不宜灸”“新忌傍通不宜灸”等，并配以图谱说明，为临床上用灸法治疗儿科疾病提供了依据。

6. 奠定了小儿推拿基础

庄应琪在徐用宣所著《袖珍小儿方》(1405 年)的基础上增补“秘传看惊掐惊口授手法”，最早提出了小儿推拿的特殊操作方法，介绍了三关、六腑等小儿推拿特定穴，同时载手足推拿穴位图谱。小儿推拿手法多推擦，却被称为“掐惊”，可能与适应证为小儿急惊风有关。该篇不足四千字，内容简单，文字朴素，乃小儿推拿之原始雏形。

《方论》集明代以前儿科之大成，全面系统论述了小儿的生理、病理及其常见疾病的预防、诊断、治疗，不仅推动了后世儿科学的发展，其学术思想也影响着其他学科的发展。《补要袖珍小儿方论》对儿科疾病的生理病理论述精当，诊治方法详备实用，具有较高的学术价值。

第二节 《幼科类萃》

一、专著概要

《幼科类萃》约成书于明正德十六年（1521年），汇集了我国明代以前众多儿科精华，是一部既有古籍文献价值，又有丰富学术内容的儿科专著。该书共28卷，按病种分为26门。《幼科类萃》以病为纲，系统总结了儿科主要疾病的治法和辨证思想，是对明代以前儿科疾病中医理、法、方、药的一次总结。其学术思想溯源《黄帝内经》《难经》《伤寒论》，下至仲阳及金元四家等，皆猎取所长，萃其精华。名曰“类萃”，即此意也。该书在卷首所提出的儿童保健思想更是难能可贵，开中医儿科小儿体质育养的先河。

二、医家简介

王銮，字文融，号容湖，世居浙江乌程（湖州），明代儿科医家王中立长子，继业尤精，弘治至嘉靖年间浙江名医，名动四方。编辑世传经验而成《幼科类萃》28卷，正德年间（1506—1521年）成书，嘉靖中期（约1534年）付梓刊行。

三、学术思想

1. 分类以病为纲，理法方药为目

纵观《幼科类萃》全书之分类，皆以病立门为纲，理法方药为目，条理清晰，井然有序。凡26种疾病，皆首述脉法，叙述证候，审证求因，阐明机制；次论治法，辨证精确，分型施治；再列方药、剂量炮制、服用方法，一并备之。层次分明，一目了然。

2. 论理重脉证合参，引诸家参以己见

王氏在阐述医理，辨证求因的过程中，既不偏证，亦非赖脉，而是注重脉证合参以辨别证候之属性、推断病情之预后。王氏论述疾病，从病因之内外、病变之脏腑、证候之寒热虚实，皆附列诸家之说，参以己见，反复详辨，以使后学能够从诸家中汲取其长，全面了解疾病的发生、演变和机制，不致临证失误。

3. 治法重灸药并举，用药崇洁古药式

善治病者，针灸、方药皆取，乃医之全道也。王氏治疗幼疾，尤重于此，恒方药、针灸并举。王氏认为二者并用，方能收到预期的效果。他尤其善用灸法治疗儿科多种疾患，认为小儿之体，稚阴稚阳，易于寒热，最宜于灸，可通过灸法，以达驱散外邪、温通经脉、调和气血之目的，且操作简单，经济方便，收效迅速，应用广泛。王氏用药，服膺洁古，崇尚药式。他受其《脏腑标本药式》的影响，在是书中运用药式之例俯首可拾，不胜枚举。

4. 通凉补泻适宜，重视后天脾胃

脾胃乃后天之本，气血生化之源。小儿之体，稚阴稚阳，脏腑娇嫩，形气未充，脾胃功能尚未臻善，脾常不足，胃常有余。故王氏治疗幼疾，主张温凉补泻适宜，切忌太过，强调五脏一体，尤重后天脾胃。他根据“小儿血气尚弱，不任其寒”“脾胃喜温而恶冷”的生理特点，提出“治病必先其本，当用和中养气之药”的观点。“和中养气”者，调和中土，养护胃气是也。若用药偏寒则易伤脾，偏热则易伤胃，补泻稍偏则变生他证。故制方用药，温凉适宜，补勿太过，泻不伤正，亦即“和中养气”之意。

此外，《幼科类萃》还系统总结了“禀赋异质”“母有所感，胎必受之”、母乳喂养与体制发育、褓褓小儿养育之法等儿童保健及养护理论，强调母子相及及母乳喂养的重要性，书中所体现的胎幼养护之道，与现代诸多儿童保健思想不谋而合，具有重要指导意义和参考价值。

第三节 《诚书》

一、专著概要

《诚书》又名《幼科诚书》，共16卷，成书于清顺治十八年（1661年），取保赤心诚之意而名。

《诚书》卷一至卷五论五运六气、病因病机、虎口三关、脉理脉象、小儿生成禀赋、脏腑经络、药理方剂及诊法治则等儿科医学基础理论中的一些重要问题，为临证基础；卷六至卷十六为临床诊治，以胎中、初生、稍长为序，分述胎热、胎寒，头面、五官惊风吐泻，外伤、中毒等百种病证。全书载方近千首，约十万言。

二、医家简介

谈金章，清初儿科学家，字心揆，号黄郛，浙江嘉兴人，自其祖始迁居梅里（今江苏无锡），世业医，继祖业，于儿科造诣颇深，著有《诚书》16卷，《诚书痘诊》3卷行世。该书对儿科诸病辨证甚详，方药切于实用，作者于论证审病亦颇有发挥，如对四证（惊、风、痰、热）、八候（抽、搦、掣、颤、反、引、窜、视）之辨，言简意明，于儿科临床有一定指导意义。

三、学术思想

谈金章重视五运六气、经络。全书内容丰富，药理、七方、十剂都有论述。书中以“治目须先识经络，用药须先明病理”列专篇来论述，是本书的特色。书中亦不乏论治伤寒的内容，伤寒发斑、变疹、发狂等都有明确的记述。本书还记录了大量外科病的治疗，如腮痈、腋痈、狗咬、蛇咬等。

第四节 《保赤汇编》

一、专著概要

《保赤汇编》成书于清光绪戊寅（1878年），此书为丛书，包括《锡麟宝训》（清·金玉相撰，共四卷）、《达生篇》（清·亟斋居士撰，共二卷）、《产宝》（清·倪枝维撰，一卷）、《福幼编》（清·庄一夔撰，一卷）、《保婴易知录》（清·吴宁澜撰，二卷）、《小儿药证直诀》（宋·钱乙撰，共三卷）、《童蒙训》（宋·吕本中撰，共三卷）7种16卷。

二、医家简介

朱之榛，清代光绪年间医家，浙江平湖人，生卒年不详，生平事迹不详。

三、学术思想

《锡麟宝训》卷一为种子格言，阐述种子须清心寡欲，积德存仁；卷二为积德篇，劝人随时修身积德，处心行事以利人为主；卷三为惩恶补过，指出人不能无过，然能改过自新则转祸为福；卷四为蒙养篇，列十余则古训、家规、学规。此书多辑前人之语，为全善之书。

《达生篇》又称《达生编》，是于清代早期问世的一部价值颇高的产科专书，是书刊行于康熙五十四年（1715年），问世以后的百余年间曾多次重刊，足见医界对本书的注重程度。该书针对胎前产后诸多事宜阐发精辟见解，辟除了分娩过程中的弊俗，其中最突出的宗旨是革除旧俗，顺承产育的自然规律，避免人为的难产。

《产宝》主要论述产后诸证，多以生化汤加减治疗。该书先为产后总论，列有胞衣不下、儿枕痛、血崩血晕、手足厥冷、类伤寒、类中风等20余证；

后为产后调护法。书中每证详言辨证论治、加减用药之法，流传颇广。

《福幼编》正文载慢惊专门及慢惊辨证，列证因 14 条，验方 2 首，末附治验 3 则。该书专述慢惊，强调温补两字为治慢惊之秘诀，干姜、肉桂、附子乃药方中之主药，减去则无效。

《保婴易知录》上卷鞠养类，论述新生儿护理营养事项，如拭口、洗儿、断脐、灸脐等方；下卷及补编为胎疾、杂症及疮疡类，分别对婴幼儿各种病证的诊治做了简要介绍。

《小儿药证直诀》为钱乙门人根据其医学理论、临床经验及医案整理而成，卷一载脉证治法，论述小儿脉法、五脏病、惊风、疮疹、伤风、吐泻等 81 条；卷二记载其临床病案 23 例；卷三为诸方，论述小儿常用方药。该书吸取前人脏腑辨证理论，对小儿生理、病理有独到见解，对小儿麻、痘、疳、惊四大证论述甚详，不拘泥于古人经验，善于化裁古方，创制新方，颇为后世医家所用，具有较高的临床实用价值。

《童蒙训》的宗旨是光宗耀祖，使祖辈的德业能流芳千古，并以此勉励自己的后人。该书所表达的思想是封建社会讲究的孝道的核心。此书还保留了不少史书失传的资料，可供研究者使用。

第五节 《幼科简效方》

一、专著概要

《四科简效方》为临床各科（以内科、外科、女科、幼科四种为主）常见病证的验方选集，为清代浙江名医王士雄中年时期的作品。每证不过三方，共录方600余首。《幼科简效方》为其中儿科著作。当时未及刊行，曾由其友汪谢城氏录一副本，校阅后予以珍藏。同治年间，王士雄病故，其藏书、手稿散布于世，《四科简效方》书稿由田杏村舍人购得。会稽徐树兰见到这个稿本及其选方后，认为"方择精审，简而能备"，其后他又得到汪氏手校本，于光绪十一年（1885年）刊行于世。《四科简效方》后被编入《潜斋医学丛书十四种》，复被编入《铸学斋丛书》（第11～14册）中。

二、医家简介

王士雄，字孟英，号梦隐（一作梦影），又号潜斋，别号半痴山人、随息居隐士、海昌野云氏（又作野云氏）、华胥小隐、睡乡散人等，晚号梦隐；居室题名"潜斋""归砚""随息"。他生于嘉庆十三年（1808年），卒于同治六年（1867年）。其字、号、别称、室名不断变化，与时局动荡对生活、心境的影响不无关系。

王士雄祖籍安化（今甘肃庆阳），后迁盐官（今浙江海宁）。乾隆年间，因海宁水患，其曾祖父携家人迁居浙江杭州。其母是杭州人，育有王士雄兄弟六人，可惜他的三位兄长均幼年夭折。曾祖父希望王士雄将来能与篯祖，即传说中的彭祖同寿，因此命其小字为"篯龙"。王士雄祖上三世行医为业，曾祖父王学权著有《重庆堂随笔》。可惜在他少年时期父亲就已去世，未能尽得家学真传。王士雄的母亲独力支撑一家，仅靠薄产度日。王世雄自认为不适合做官，不喜八股文，故而未习举子业，只是闲暇时浏览史籍和古诗文，后为负担家计，曾去金华盐业当会计。《王氏医案三编·庄仲方序》中写道："父尝诫山人曰：为人必期有用于世。山人志之不忘。因思有用莫如济世，济世莫如良医，遂研究轩岐之学。"由此可见，他是受父亲的影响，最终选择了医学这条道路。

王士雄一生笔耕勤奋，著有《霍乱论》《随息居饮食谱》《温热经纬》《归砚录》等，辑有《潜斋简效方》《潜斋医学丛书》《四科简效方》等，还整理了许多医学文献，如校订魏之琇《续名医类案》，录其中按语，并加评按，成《柳州医话》，评校徐大椿《洄溪医案》，参订徐大椿《慎疾刍言》而成《医砭》；参订沈尧封《女科辑要》而成《女科辑要按》等。

三、学术思想

《幼科简效方》是清代王士雄撰写的一本儿科类中医文献。首论幼科通治，介绍初生保育、囟肿与无窍等先天性疾病，以及鹅口、脐风、吐泻等儿科常见病证治三十五种；后论痘疹证治，介绍辟疫、预解等法，以及痘疹十九种病证。每病证后，附录已试之验方。如小儿惊吓，指小儿猝遇大惊大吓，由于小儿气血未足，神魂震怖，举动失常，此为真惊；宜服镇心化痰之药；方用陈胆星九分、辰砂水飞一分，同研以竹沥半杯，生姜汁一小匙调匀，另用麦冬一钱，橘红八分，薄荷脑一分，煎汤冲入和服，或以密陀僧研末，每用一钱，茶调服。

第六节 《小儿范》

一、专著概要

据《松龄医铎》所载，《小儿范》系《松龄医铎》中6篇之一，成书于清宣统三年（1911年），是近代徐润之撰著的一部儿科类中医著作。该书共分2卷，其中卷一论述幼科三时伏气外感，以及伏气、风温、暑热、暑厥、热疳、吐泻、咳嗽等12种病证；卷二为惊风辟妄门，论述寒、热、虚、实4大痉证，以及小儿痉病、瘛病9大纲，痉、瘛、厥、痫4大证及脐风、麻疹的证治。

二、医家简介

徐润之，字松生，号松龄，别署松龄道人，清末近代医家，浙江平阳金乡人，出身于岐黄世家，祖上四世行医，故从小继承家学，又曾游历对外通商口岸宁波等地，接触到西方医学，并与瑞安名医学家陈虬有交往。徐润之长期的临床经验，使他成为清末民初浙闽交界地带的名医，中西医结合的先驱。徐润之平生治学严谨，潜心医理，以《黄帝内经》为根本，临床辨证，法宗《伤寒论》《金匮要略》，对后世医家的学术理论及温病诸家学说，皆作探讨而造诣甚深。

徐润之擅长温病及妇、儿科，提倡中西汇通，著书立说，学验俱丰，为晚清时期革新派医家。徐润之另一业绩，是先后创办过“松龄医学院”和“松龄中医学校”，为浙南地区培育了不少中医人才。

三、学术思想

1. 推崇《黄帝内经》，学有根底

徐润之认为《黄帝内经》为中医学理论之根本，教育学生“以《黄帝内

经》为医学根柢”。其书中指出："乃有黄帝不知幼儿之妄谈，殊不知《黄帝内经》通评虚实论有乳子病热、乳子病风热脉证之辨；刺论有婴儿肉脆、血少、气弱、毫针之传。经虽三章，而脉症治疗，井然有据。"

2. 不拘于古，实践真知

理论上，书中指出“留心小儿痉厥诸症，凡三十年颇觉此理明彻，尝谓六气明而痉病少”“六气风寒暑湿燥火皆能伤阴发痉”，力辟“惊”之说为“误人甚众”。在治疗上，徐润之认为“治疗小儿之热，切审其本之虚实，察其外邪轻重，或阴或阳，或表或里，但是彻其外邪表出，不当因邪入里也”。

3. 审证查因，麻疹可愈

对于麻疹的治疗，书中指出“以肺为主……研究五脏六腑之见证”，还应“审察四时间气（不正之气）之分晰”，做到“辨明诊治，此中奥妙得有把握”则“麻科全无蕴矣”。

第七节 《保赤心筌》

一、专著概要

《保赤心筌》成书于清同治壬申年（同治十一年）后，为清代儿科医家胡芸谷所著，现存中国中医科学院图书馆手抄孤本。该书共 8 卷，卷一载小儿病略及诸多诊法；卷二载幼科指掌赋、儿科死证危证歌、儿病治要等；卷三至卷六载述幼科疾病证治，计 46 种；卷七、卷八收录幼科方剂，分为发表、和平、祛寒、泄热、补虚、攻实、因方、备方 8 类。

二、医家简介

胡芸谷，字凤昌，清代医家，浙江余姚人，生卒年代及身世未详。胡氏心慕岐黄，先习幼科色诊，以为方脉根本，后搜罗善本，遍访儿医，闲时博览群书，不忍儿科于当世沉沦，后不辞辛苦著此书。胡芸谷另著有《幼科指掌赋》，为中医儿科学中要义，其博采群书编撰之《保赤心筌》更是中医儿科传世之孤本。

三、学术思想

1. 集众家之长，详解辨证

《保赤心筌》一书卷一详细记载及分析了小儿病略、相儿、入门看儿病法、诊额法、观眉目法、四时色诊、望色十二法、闻声、辨手指、辨三关指纹、小儿切脉法、初生保护、小儿五脏六腑主病诸篇，详论幼科诊法。

2. 危迫重证，急用外治

该书卷二载幼科指掌赋、儿科死证危证歌、儿病治要等，次述胎病、急惊风、卒惊风、类惊风、慢惊风、恶寒、发热证治；胡氏提出了危迫重证应急用外治，如“一凡小儿忽然中恶……再不愈则病势已重急用艾炷……灸中衡穴火到即活……”

胡氏还提出小儿患病亦宜酌诊生母、乳母，以利辨证处方，并强调了南北地域气候特征不同对发病与治疗之影响。

第八节 《痘疹全集》

一、专著概要

据《冯氏锦囊秘录》所载,《痘疹全集》成书于清康熙四十一年（1702年），为清代医家冯兆张所著。该书详论了妇人、小儿痘疹疾病的论治之要，还创有面部吉凶图，以判断痘疹疾病的预后情况，可谓痘疹疾病诊疗的全书，以便后世医家掌握痘疹病程各阶段的证治关键。全书共15卷，卷一为痘门杂论、论痘源、虚实顺逆、营卫部位诸要及异痘诸名；卷二至卷四论痘中诸要、诸验；卷五至卷十论痘疹各期及夹杂证；卷十一至卷十二为余毒门、妇人科；卷十三专论麻疹治则及夹证、传证；卷十四为痘疹门集方，共120余首，并附歌诀；卷十五为痘疹补遗，载气虚血热危症方、新制治痘用药治法共14条。

二、医家简介

冯兆张，字楚瞻，清代医家，浙江海盐人。冯兆张13岁开始习医，精于医术，后游医于天下，尤擅儿科，平素崇尚温补之法，治小儿主张初期应用峻烈之品以祛邪，再以攻补兼施之法，终以养正补药，并推崇赵献可命门之说。冯兆张集30年之经验，著成《冯氏锦囊秘录》20卷，书中涉及内、外、妇、儿各科，于脉诊、药性等方面，亦多有论述，收有《痘疹全集》等八种医书。此书后来曾传入越南，为其医家所珍视。

三、学术思想

1. 淫火之毒，痘疹之本

对于麻疹疾病的病因，冯兆张认同胎毒是痘疹发病的一个重要因素，痘毒之根本，不但在于胎毒，更在于“阳毒”，所谓阳毒即为“淫火之毒”。

2. 七日五传，病发可循

冯氏将痘疹的发病及传变规律总结为“七日五传”，从内而发表，体现为五脏的证候表现。发病一二日胎毒从肾之骨髓而发，传至心血脉之分，发病二三日则传入脾胃肌肉，三四日则传于肝筋，五六日则传于肺之皮毛，七八日则脓液渐渐收干，十日十一日则结痂渐愈。若患者气血充足，则依次传变充分，渐出于表，不会留毒邪于深层脏腑之分，若传变不充分，则发为他经证候。

3. 顾护气血，标本同治

冯兆张根据痘疹疾病的发展，分别论述了痘疹从起病发热，到见点，再到起胀、灌脓、收靥、落痂等各个阶段的不同论治方法。冯氏认为麻疹的发病皆有气血虚弱的情况，常常累及五脏，故麻疹又常兼夹有其他杂证同时发病，导致病情复杂而凶险。故在治疗上冯兆张重视气血的调畅。冯兆张认为痘疹为本，杂证为标，若痘毒不解，则他病易生，若痘毒得解，则他病易痊，故主张治疗时若杂证轻、痘疹重，则可将杂证之药加在治疗痘疹的药中，若杂证病急于痘疹，则必须先治疗杂证，而后调理痘疹，是为急则治其标。

4. 诊法合参，察形观色

冯兆张在《痘疹全集》中创立歌诀十四首，内容丰富，歌诀内容除涵盖有痘疹概要、妇人出疹、麻疹之外，还包括了痘疹的各个阶段（如发热、见点、起胀等过程）。该书全面总结了痘疹的触诊、望疹、病机、治则、鉴别诊断、预后、方药等方面的知识，以便后世医家记忆及运用。冯兆张在治疗痘疹时也十分重视望疹的运用，冯氏认为痘疹的望疹是一个动态持续的过程，通过观察痘疹出疹的顺序可以得知此证顺逆。冯兆张还绘制了面部八卦吉凶图、耳结吉凶图（见下页图）、吉凶痘形图等图例，这是结合望疹判断预后情况的又一体现。

耳结吉凶图

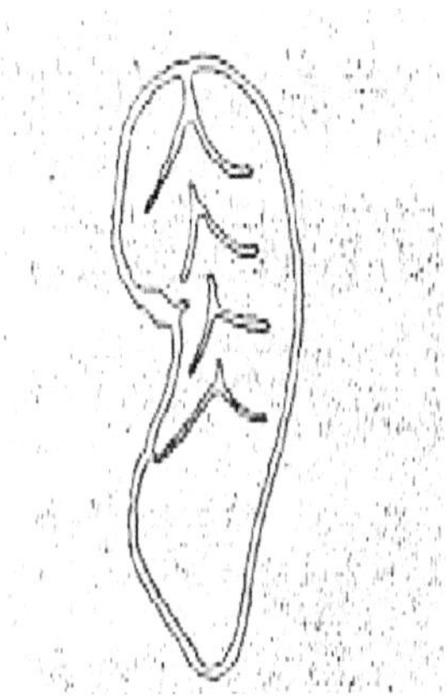

图 1-7　批发纹

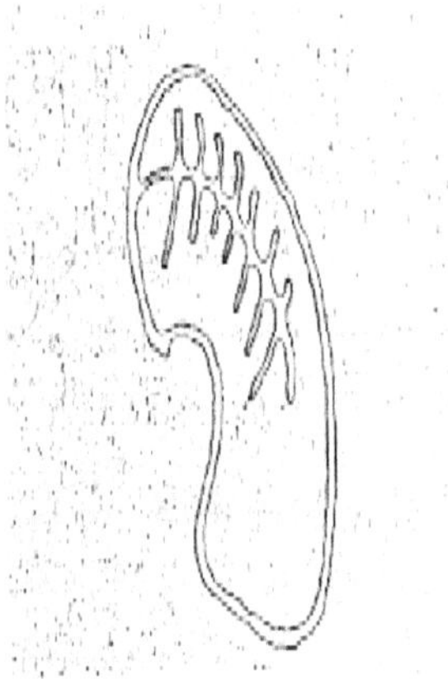

图 1-8　梅枝纹

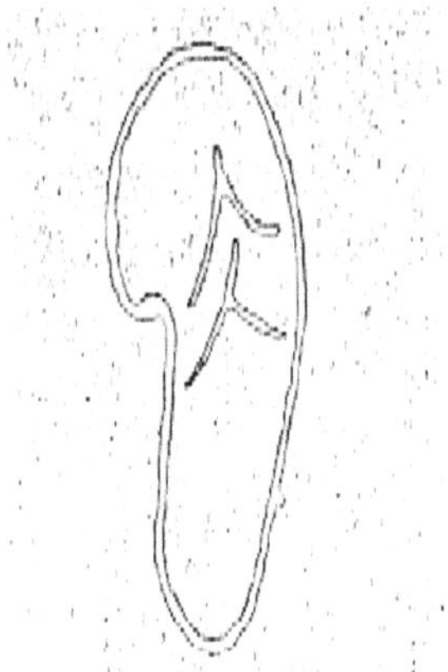

图 1-9　人字纹

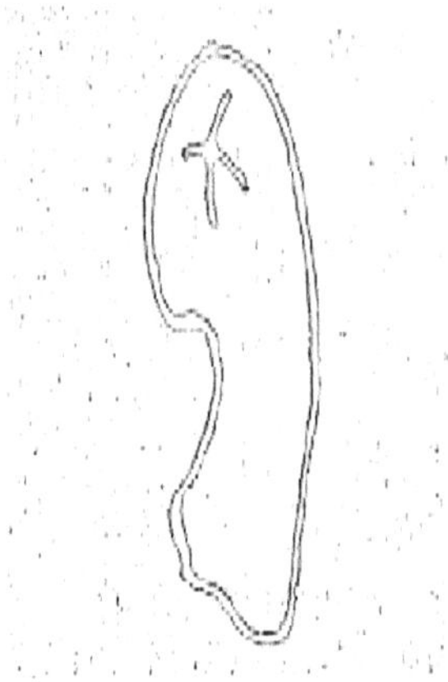

图 1-10　十字纹

第九节 《闻人氏痘疹论》

一、专著概要

《闻人氏痘疹论》成书于南宋邵定五年，为宋代儿科医生闻人规所著，该书以问难形式而编，全书共3卷，共有81难，其中卷一为33篇，卷二为28篇，卷三为20篇。此书详载痘疹病因、兼证、传变、辨治与验方等，并附有一百余首药方。序言概括此书内容曰："其说虽出于张从道百二十篇，然考变分论，因症分治，因治应方，而于病后，缓急轻重、寒温补泻、攻击保养，罔不具载，确而当，简而备，视张从道尤详焉。"序言还指出其临证屡效："过痘疹者试之辄效。"

二、医家简介

闻人规，宋代儿科医生，槜李（今浙江嘉兴）人，本业儒，久不得志，攻举子业20年，仅得待补国学进士，遂锐意于岐黄之术，尤精儿科，谓："小儿之疾苦，惟疮疹皆不可免，而治疗之间，毫发一差，生死随异。"因广求古人之议论，证以已所闻见，撰《闻人氏痘疹论》3卷（又名《痘疹论》）。

三、学术思想

1. 心实为主，其形为斑

闻人氏提出痘疹因感胎毒而发，认为痘疹是体内素有蕴毒，又因内伤或外感或饮食失调而引发，而疮痘发作必因内外热蒸。闻人氏提出疮痘之发，心火为主，余脏各有证要，谓："诸痛痒疮，皆出于心火，今疮痘之出，虽四脏各有证要，其心实为之主。"脏腑阴阳表里有异，肤疹疮痘各有不同。

2. 证候四时、轻重顺逆

闻人氏认为，痘疹的轻重及疾病的顺逆与其感邪程度、出疹的速度、疮疹的颜色及其兼证有关，并在书中细论常见危重之征象，结合患儿体质提出痘疹四时顺逆之辨法。

3. 三因施治，养护之法

在治疗方面，闻人规提出因人、因地、因证的三因施治之法，同时注重新生儿养护，在婴幼儿出生、天气寒热变化之际及饮食调理等方面也提出了养护之法。

《闻人氏痘疹论》详载了痘疹病因、兼证、传变、辨治与验方等，具有圆机活法、列症详尽、选方精准、实用效捷等特色，对后世医者诊治儿科诸多疾病具有重要的临床参考价值。

第十节 《痘疹传心录》

一、专著概要

《痘疹传心录》是一部明代痘疹著作，16 卷。本书作者师承魏直《博爱心鉴》一书，并进一步在痘疹的分期、辨证、证治等方面做了补充发挥。在众多痘疹著作中，本书是一部较有特色而又影响较大的专著。本书刊于明万历二十二年（1594 年）。

二、医家简介

朱惠明是明代儿科医家，字济川，长兴（今属浙江）人，其少习举业，后由儒攻医，专擅幼科，医名甲吴中。他著有《博爱心鉴发明全书》3 卷，《痘疹传心录》16 卷，《慈幼心传》2 卷，成书于明万历甲午（1594 年）年。

三、学术思想

该书从阴阳气血论起，详述痘疹的病理和症情顺逆险夷，并在“看痘总提图·目说”及“二十八种痘疹论”二节中，文图并见，分类说明，此外还论及痘疹兼证、预后及妇人痘疹等。

第六章 浙派中医儿科适宜技术

中医外治法是在中医基础理论的指导下，运用手法、器械、药物等作用于体表或从体外治疗的方法，起源于距今五千年前或更早一些。《五十二病方》中即记载了包括敷贴、浸渍、热熨、砭刺、刀圭、洗溻、蒸气熏或烟熏、角法、割疮法等许多外治方法。《理瀹骈文·略言》云："外治之理即内治之理，外治之药亦即内治之药，所异者法耳。"随着相关研究的进展，目前对于儿科疾病，中医外治法已包含有贴敷、推拿、灸法、针刺、耳穴、香佩等，各方法可单独或配合使用，亦可与内治法相结合进行治疗，在临床上有着确切的疗效。如抽动障碍单用耳穴疗法可治愈；穴位贴敷对咳嗽、腹泻、遗尿等病均有较好疗效；香佩疗法可缓解患儿鼻炎症状，减少哮喘复发；针刺四缝穴可健胃消积，对小儿疳积疗效显著。

第一节　穴位贴敷

穴位贴敷技术简称“贴敷”“敷灸”等，是以中医整体观念和经络学说为理论基础，通过药物和穴位的共同作用，达到预防和治疗疾病目的的一种疗法。敷贴的制作有多种形式，如把药物研成细末，用水、醋、酒、蛋清、蜂蜜、植物油、清凉油、药液，甚至唾液等不同液体调成糊状，或用呈凝固状的油脂（如凡士林等）、黄醋、米饭、枣泥制成软膏、丸剂或饼剂；或将中药汤剂熬成膏，或将药末撒于膏药上。该法属于中医外治法，但有别于外科直接疗法，它既可治外证，也可内病外治。其简单易行，安全性高，对儿童常见病，如咳嗽、哮喘、积滞、腹泻、腹痛等，均具有确定疗效。

一、技术源流

穴位贴敷技术历史久远。早在原始社会，人们用树叶、草茎之类涂敷与猛兽搏斗所致的外伤而逐渐发现有些植物外敷能减轻疼痛和止血，甚至可以加速伤口的愈合，这就是贴敷治病的起源。从1300年前的甲骨文开始，前人对贴敷外治的经验体会就有了文字上的描述，在《周礼·天官》中记载了治疗疮疡常用的外敷药物法、药物腐蚀法等，如“疡医掌肿疡，溃疡、金疡、折疡之祝药，劀杀之齐，凡疗疡，以五毒攻之……”，其中的“祝药”即敷药。1973年湖南长沙马王堆3号汉墓出土的我国现存最早的医方专著《五十二病方》载有“肮……以蓟印其中颠”，即用芥子泥贴敷于百会穴治疗毒蛇咬伤，该书所载的酒剂外涂止痛和消毒的内容，亦为酒剂外用涂敷的最早记载。春秋战国时期，在《灵枢·经脉》记载：“卒中口僻……治之以马膏，膏其急者，以白酒和桂，以涂其缓者。”此处被后世誉为膏药之始。之后的甘肃威汉墓医简，其中57～76、88甲等简方都有用膏药治疗疾病的重要记载。汉代名医华佗也用过贴敷疗法，如《后汉书·华佗》记有其治疗伤寒病证曰：“当膏摩火灸之即愈。”

东汉时期，医圣张仲景在《伤寒杂病论》中记述了烙、熨、外敷、药浴等多种外治之法，而且列举了各种贴敷方，有证有方，方法齐备。

晋唐时期，穴位贴敷疗法已广泛地应用于临床。晋代葛洪的《肘后备急方》中收录了大量的外用膏药，注明了具体的制用方法，并专门列出“治百病备急丸散膏诸要方”一篇，内有贴穴治内病的记载。《备急千金要方》《外台秘要》等汇集了大量有效的贴敷方药，其中很多为穴位贴敷。

宋明时期，中医外治法不断改进和创新，极大地丰富了穴位贴敷疗法的内容。《太平圣惠方》等，载有药物填脐方剂颇多。李时珍的《本草纲目》中更是收载了不少穴位贴敷疗法，如五倍子治汗证、吴茱萸贴足心治疗口舌生疮、黄连末调敷脚心治疗小儿赤眼等，这些治法至今仍在沿用。

清代可以说是穴位贴敷疗法较为成熟的时期，出现了不少中医外治的专著，其中以《急救广生集》《理瀹骈文》最为著名。《理瀹骈文》中每病治疗都以膏药薄贴为主，选择性地配以点、敷、熨、洗、搐、擦等多种外治法，且把穴位贴敷疗法治疗疾病的范围推及到内、外、妇、儿、皮肤、五官等科，提出了“以膏统治百病”的论断。

新中国成立以来，贴敷疗法无论是在理论研究还是临床应用方面都得到了全面的发展。《穴敷疗法聚方镜》《中国灸法集粹》等专著系统整理和阐述了穴位贴敷的理论和应用，使这一疗法得以进一步完善和提高。剂型方面也有不少改进，如咳嗽膏、鸡眼膏等。同时，此项技术也受到国外学界的重视，如德国慕尼黑大学医学部研制的避孕药膏，亦系穴位贴敷技术在当今社会的发展应用。

20 世纪末，穴位贴敷于儿科临床之应用日益广泛，有关经验总结及研究成果时有发表。自 1997 年以来，有百余篇“儿童穴位贴敷”相关专业论文发表，可治疗病种达 50 余种。近 5 年有 300 余篇研究文章发表，包含疾病 45 种，治疗范围涵盖小儿时行疾病、杂病和肺系、脾系、心系、肝系、肾系等各个系统的临床急、慢性疾病。

二、技术传承

小儿因其“稚阳之体，肺、脾、肾不足”等生理病理特点，易感受外邪或因调理失当而患病，但其服药较困难，且家长常担心口服药物的不良反应，此等因素均不利于中药汤剂在儿科临床的应用，因此绿色安全且简便有效的中医外治疗法成为儿科医生的重要治疗手段。由于小儿肌肤娇嫩，皮肤角化层比成人薄，贴敷的药物相较于成人更容易穿过表皮屏障达到真皮层，故穴位贴敷技术对小儿尤其适宜，是儿科临床外治中最主要的治疗方法。

20世纪80年代以来，穴位贴敷技术在浙江受到广泛重视，全省各地均有很好的开展。以“三伏贴”为代表的穴位贴敷技术从省、市级医院渐次向基层医院推广，适宜病种逐渐广泛，方法逐渐增多，并从以治疗疾病为主要目的向防病强身推进，儿童患者是其中重要受众。

十余年来，穴位贴敷技术也得到了省、市各级卫生行政管理部门的高度重视，随着在治病防病方面的研究不断深入，研究病种不断扩大，多项科研成果被纳入国家、省级中医适宜技术库，并全面向基层推广转化。

三、技术应用

浙派中医广泛将穴位贴敷技术应用于儿科临床，尤其常用于治疗小儿咳嗽、哮喘、鼻炎、积滞、厌食、腹泻、便秘、腹痛、遗尿等，疗效肯定。

（一）技术主要类型

1. 三伏贴与三九贴

三伏贴是中医特色疗法中“冬病夏治”疗法的代表。小儿“三伏贴”是按儿童适宜治疗的病种辨证组方，后将药物研磨成细粉，按比例投入姜汁、蒜汁等兼具导引与赋形作用之物加工制成药丸，在经络理论指导下用麝香止痛膏、输液贴或防敏贴等贴剂将药丸固定于选定的穴位上，保持2～8小时，每伏贴敷1次。

常用穴位：大椎、肺俞、天突、定喘、足三里、脾俞、肾俞等，并根据“三因制宜”原则，灵活选加其他穴位。

适宜病证：反复呼吸道感染、过敏性咳嗽、过敏性鼻炎、疳积、厌食、遗尿等。

“三九贴”为“三伏贴”的有效补充和增强，选方、取穴等方法类同。

2. 生长贴

生长贴最适用时段为每年3～5月，以运脾益肝补肾为组方原则；选药研磨成细粉，再以合适赋形剂调制成小丸，并根据患儿体质等择定穴位后，进行贴敷；原则每周1次，每次贴敷4～6小时，连续贴1个月为一个疗程，可进行1～2个疗程。

常用穴位：脾俞、肾俞、身柱、足三里等。

适宜病证：矮小症、发育迟缓、脾肾不足等。

3. 脐敷及其他穴位贴敷

脐穴（神阙）是小儿穴位贴敷应用最早也最常选用的穴位。神阙穴是人体中结构最特殊、定位最明确的腧穴，其特殊性及整体联系的广泛性是其他体穴无法比拟的。中医学认为，神阙外接天地之气，内连诸经百脉，历代医家认为其具有益气养血、温经祛寒、调理脾胃、扶正祛邪等作用。西医学证明，脐为腹壁最后闭合及最薄之处，最有利于药物的渗透和吸收。脐穴可单独或和其他穴位联合应用。

脐敷及其他穴位贴敷应用时，根据患儿体质辨证分型，选药组方，研磨细粉（推荐200目左右），选择兼具导引与赋形作用之物调成软丸，并在经络理论指导下贴敷于相应穴位。一般建议每天1次，每次贴敷时间4～6小时，按病情决定疗程。

（二）技术临床应用

1. 腹泻

此病属于中医“泄泻”范畴。病在脾胃，西医主要分感染和非感染性腹泻；中医常分外感、食伤和正虚三类病因，临床应辨识病因和轻重。外感腹泻多分湿热、风寒，食伤腹泻可分伤食、伤乳，正虚腹泻应辨脾胃气虚、脾肾阳虚、肝脾不和。治疗以运脾化湿为基本法则。

常用穴位：神阙、足三里、大肠、中脘、脾俞、肾俞等。

常用药物：应辨证组方。常配伍使用焦神曲、焦山楂、炒麦芽消积，丁香、肉桂、吴茱萸、五倍子等温经通络。

2. 厌食 / 积滞症

此病系“脾胃病”。厌食以长时间食欲减少、厌恶进食为主要临床表现；积滞以饮食不节而致纳呆、食而不化、口臭便秽等为特征。但二者均属小儿消化不良，病在脾胃，多因脾失健运、胃阴不足而作。治疗宜辨清虚实，以“以和为贵，以运为健”为治则，以运脾开胃为其基本治法，辅以消食导滞、健脾养胃。

常用穴位：脾俞、胃俞、神阙、足三里、中脘等。

常用药物：应辨证组方。常用藿香、苍术、槟榔、砂仁、炒山楂、神曲、白术、党参等。

3. 功能性便秘

便秘是儿童时期常见的消化系统疾病，可见于任何年龄，可作为一种独立疾病，也可继发于其他疾病。其病在大肠，常见原因有饮食、燥热、情志和正虚四类。治疗原则为润肠通便，并辅以消积、润燥、运脾、理气等。

常用穴位：神阙、天枢、中脘等。

常用药物：应辨证组方。常用大黄、芒硝、白术、木香、紫苏叶、细辛、冰片等。

4. 腹痛

腹痛可见于任何年龄与季节。西医学主要分全身性疾病腹痛、腹部器质性疾病腹痛及功能性腹痛三类。本技术主要适用功能性腹痛及儿童常见的肠系膜淋巴结炎。中医学认为腹痛有多种病因，常见为外感、食伤、正虚、情志四种。其病位在脾和六腑，病理因素为气滞。治则为调理气机、疏通经脉。

常用穴位：神阙、中脘、天枢等。

常用药物：应辨证组方。常用吴茱萸、延胡索、干姜、肉桂、陈皮、白术等。

5. 防治药物消化道不良反应

患儿在口服或输液药物时常有不良反应，尤其如阿奇霉素等抗生素，常伴有恶心、呕吐、腹痛等消化道不良反应，严重者甚至影响治疗的进行。中医学认为，其病位在中州，病理为胃失和降，当以和胃降逆为治则。穴位贴敷可明显减轻消化道不良反应的发生率和严重程度。

常用穴位：神阙、中脘等。

常用药物：木香、茯苓、陈皮、制吴茱萸、槟榔等。

6. 咳喘 / 肺炎

咳喘及肺炎是小儿常见呼吸道疾病，中医学认为，诸证病位在肺，临床应分清外感内伤及虚实寒热。基本治则是宣肺化痰，止咳平喘。穴位贴敷技术在止咳平喘及消除肺部啰音等方面有确定效果。

常用穴位：天突、肺俞、大椎、中府、膻中、定喘等。

常用药物：应辨证组方。常用麻黄、地龙、炒苦杏仁、紫苏子、黄芩、苍术、法半夏、白芥子、细辛、制甘遂、制南星、肉桂等。

四、特色创新

穴位贴敷疗法是儿科中医外治法中最常用的一种，其原理是以中医理论为基础，以整体观念和辨证论治为原则，通过药物吸收及其对经络的刺激作用，调理脏腑阴阳，疏通经络气血，从而达到预防和治疗疾病的目的。

因其治疗操作简便、不良反应小、临床疗效满意，浙派中医儿科在治疗小儿疾病中广泛应用穴位敷贴技术，近年有《三伏天手法按摩结合穴位贴敷预防小儿反复呼吸道感染技术》《秋泻方联合脐敷法治疗小儿轮状病毒腹泻技术》《小儿健脾膏穴位贴敷治疗厌食症技术》《脐敷联合红外线治疗小儿脾虚型泄泻疾病技术》《穴位贴敷辅治小儿毛细支气管炎疾病技术》等多项厅局级研究成果。

浙派中医儿科穴位贴敷技术具有以下特色：

一是治疗病种广泛。如：脾胃系统疾病贴（如腹痛、积滞、厌食、泄泻、便秘、滞颐）、肺系疾病贴（如咳嗽、哮喘）、心肝系疾病贴（如夜啼、抽动耳穴压豆）、肾系疾病贴（如遗尿、发育迟缓）、调理机体贴（如三伏贴、三九贴、生长贴）等。

二是辨证组方，杜绝千人一方。浙派中医认为，中药贴敷虽是外治疗法，但也应遵循中医辨证施治原则，才能发挥更好的疗效。常见做法是儿科医生根据临床诊疗经验，识体质辨证型，并考虑透皮性等因素，科学地组方遣药，按病分型提前制备（也有一些特殊病种或中药因其特殊性，需要临方调制）敷贴。在临床应用时，医生辨证论治后合理选择敷贴。

三是辨证选穴，不应多病同穴。浙派中医认为，经络“内属脏腑，外络肢节，沟通表里，贯穿上下”，贴敷疗法利用药物吸收和刺激作用于体表腧穴相应的皮部，通过经络的传导和调整，纠正脏腑阴阳的偏盛或偏衰，从而达到以肤固表、以表托毒、以经通脏、以穴祛邪和扶正强身等目的。故临证应辨证选穴，不同证型选穴不同。

穴位贴敷技术具有操作简便、不良反应小、疗效明显，且对操作环境无严格要求的特点，十分适宜基层儿科推广应用。

第二节　火罐疗法

火罐疗法又叫火罐技术。火罐技术是以罐为工具，以热力的方法排尽罐内空气造成负压，使之吸附于人体腧穴或某一特定部位的表面，造成局部皮肤充血而产生刺激，以达到防治疾病目的的一项技术。火罐技术以一种温热的物理刺激，具有温经散寒、祛邪祛瘀、疏通经络、调和气血和内治脏腑的作用。

一、技术源流

火罐技术是我国最古老的治疗疾病方法之一，它属于中医外治法范畴，有着极其悠久的历史渊源。据有关文献记载，公元281—361年间，晋代葛洪的《肘后备急方》中就有角法治病的论述（角法是把兽角挖空作为工具，吸拔治疗疾病的一种方法，也是火罐技术的起源）。

公元755年唐代王焘的《外台秘要》中称该疗法为“角疗首蒸法”，并有竹筒治疗疾病的记载。宋代的苏轼与沈括所著《苏沈良方》中亦有记载久嗽火筒法。

明清时期，著作中对运用火罐技术治疗疾病的描述更加详细。如明代刘渊然著《济急仙方》中有竹筒吸毒法，陈实功《外科正宗》有煮拔筒方。清代的《医宗金鉴》则有火罐气治疗篇记，清代赵学敏在《本草纲目拾遗》中对“火罐气”曾有精辟的论述，“罐得火气合于肉，即牢不可脱，须待其自落，患者但觉有一股暖气从毛孔透入，少顷，火力尽则自落，肉上起红晕，罐中气水出，风寒尽出”，生动描述了火罐治疗的全过程。

火罐作为中医学传统的自然疗法，其安全性、可靠性均已在数千年的临床实践中被证明。而在治疗疾病方面，古代文献记载的适宜病种以内科、外科和妇科多见，如外科的疮疡类疾病、内科风寒湿致病因素引起的各类疾病。

二、技术传承

火罐技术在浙派中医儿科中应用广泛，其中传承脉络清晰者以杭州洪氏为代表。

浙派中医洪佳璇主任中医师自20世纪90年代初，就采用定罐和游走罐相结合的火罐技术治疗儿童哮喘，并带领团队以“火罐疗法对儿童哮喘发作期肺功能改变”为题进行研究。2007年《儿童哮喘的火罐疗法防治技术》被国家中医药管理局确定为第二批中医临床适宜技术推广项目。在临床不断应用、总结、完善的基础上，这项技术被推广应用于儿科的多种疾病上。目前，该项技术已在儿童呼吸系统的感冒、发热、鼻炎、咽炎、支气管炎、肺炎、哮喘及消化系统的胃脘痛、腹痛、便秘等疾病中应用，还用于治未病的冬病夏治和冬病冬治中不耐受穴位贴敷的儿童。自成为国家级中医临床适宜技术推广项目以来，洪佳璇先后在与中华中医药学会、中国中西医结合学会、浙江省中医药学会、浙江省中西医结合学会联合举办的全国儿童呼吸系统疾病临床继续教育学习班和世界中医药学会联合会中医儿科学术年会、中国中医药研究促进会儿科分会学术会议及浙江省中医药学会儿科分会学术会议上推广本项技术。2015年洪佳璇的项目组承担了浙江省中医药科技计划中医适宜技术推广项目——“儿童哮喘的火罐疗法防治技术推广”课题，使这项技术在基层逐步开展，并得到不断的完善。

三、技术应用

火罐疗法在儿科疾病的治疗中技术成熟，疗效可靠，尤适宜于呼吸系统的感冒、发热、鼻炎、咽炎、支气管炎、肺炎、哮喘及消化系统的胃脘痛、腹痛、便秘等疾病，目前还应用于治未病领域，通过冬病夏治和冬病冬治以提高儿童机体素质，增强免疫力。

（一）技术操作规范

1. 操作流程

（1）操作者仪表大方、洗手，确认患儿身份，评估患儿症状、皮肤、相关因素，嘱患儿解好二便。

（2）物品准备：治疗盘、玻璃火罐（检查火罐有无破损）、凡士林油膏、95%酒精棉球、清洁纱布、血管钳、打火机或火柴、小口瓶。

（3）患儿准备：脱下外衣，根据取穴让患儿保持相应操作位置。

①背部取穴

a. 卧位，取俯卧位，将枕头垫于胸部，两手放于枕头前，使肩胛骨自然放松，裸露平坦之背部；

b. 坐位，年龄大些的孩子可以取坐位，反坐于靠椅上，将双臂架在椅背上，使肩胛骨自然放松，裸露平坦之背部；

c. 抱位，一岁以下患儿可以让家属抱着，即让患儿靠在家长肩膀上，使肩胛骨自然放松，裸露平坦之背部。

②腹部穴位：取仰卧位，暴露施术部位。

（4）操作区皮肤准备：用消毒纱布清洁施术部位皮肤后，均匀涂抹适量凡士林油膏。

（5）闪火法拔罐：用镊子或血管钳夹住酒精棉球，挤净棉球中的酒精，用打火机（或火柴）点燃棉球，将点燃的棉球迅速伸入罐内下三分之二处停留 3 ～ 5 秒或旋转 1 ～ 2 圈后迅速退出，再速将火罐扣在需治疗之皮肤处，以吸入罐内皮肤高于罐外皮肤 1 厘米左右，皮肤微微潮红为度；操作时动作要快，罐口与应拔部位距离不宜太远，火焰在罐内不宜停留过久，以免罐内负压不足或过大。

（6）游走法可分为上下游走法和旋转游走法。

①上下游走法：火罐吸定后，医者以右手握住火罐，左手逆着火罐走向拉紧皮肤，由内至外、由上向下往返移动。

②旋转游走法：火罐吸定后，医者以右手握住火罐，左手拉紧皮肤旋转着上下移动，至所拔部位皮肤红润、充血时，将火罐吸定在相应的腧穴上。每隔 3 ～ 5 分钟，将火罐按上、下、左、右方向，以每秒钟 3 厘米左右的速度移动。吸得深的火罐不宜移动，可在周边加拔火罐，以达到更好的效果。

（7）定罐：根据病情按以上方法将火罐吸定在相应部位。如哮鸣音、啰音明显处或于两侧膈腧穴。常规选穴有肺俞、心俞、膈俞、脾胃等腧穴。

（8）留罐时间：根据儿童年龄大小、适应程度，5 ～ 20 分钟可起罐。一般 10 分钟起罐。

（9）起罐：用手指按住火罐边缘的皮肤，另一手拿着火罐慢慢使空气进入罐内，火罐自然脱落。不可硬拉或旋转。

（10）关于疗程，可根据患儿的治疗情况灵活控制，一般为一日或隔日 1 次，一般 3 ～ 7 次为 1 疗程；亦可在急性期每日一次。

若患儿为哮喘缓解期则隔日一次，另视患儿病情和耐受程度灵活掌握。用于冬病夏治、冬病冬治时，一周 1 ～ 2 次。

2. 火罐疗法禁忌证

（1）高热抽搐、急性软组织损伤、外伤者。

（2）局部皮肤破溃、皮疹、高度过敏、皮肤传染病者。

（3）形体特别消瘦者。

（4）病情严重，重度水肿、心力衰竭、呼吸衰竭、肾衰竭者。

（5）患有出血倾向疾病者，如血小板减少、紫癜、白血病等。

3. 注意事项

（1）控制好禁忌证。

（2）在进行火罐治疗前，应做好充分的宣教工作，使患儿消除恐惧感，主动配合做好治疗。

（3）拔罐过程中，动作要稳、快、轻、准，使罐拔得紧而又不过紧。当罐的数目较多时，要注意罐间距不宜太小，在 1 ～ 2 厘米，以免罐具牵拉皮肤产生疼痛或罐具相互挤压而脱落。

（4）留罐期间，应经常注意观察患儿的反应及罐内的变化，如果火罐吸力过大导致疼痛即应放入少量空气。方法是用左手拿住罐体稍倾斜，以右手指按压对侧的皮肤，使之形成一微小的空隙，使空气徐徐进入，到一定程度时停止放气，重新扣好。拔罐后患儿如感到吸着无力，可起下来再拔 1 次，但如果火罐罐体发热则需换新的火罐进行操作。

（5）拔罐期间若患儿出现头晕、面色苍白、恶心呕吐、肢凉、出冷汗等则为“晕罐”，应立即起罐让患儿平卧，保暖，饮温开水或糖水，重者可刺人中、内关、足三里等穴。

（6）运用闪火法拔火罐操作时，应注意将酒精棉球内的酒精挤干。点火时，应离开患儿身体，避免灼伤患儿皮肤。走罐时，不宜在皮肤瘦薄、骨骼突出处推拉，以免损伤皮肤，或使火罐漏气脱落。

（7）起罐后，一般对皮肤局部瘀血现象（即紫红色）不做特殊处理。若出现烫伤、小水疱可不必处理，任其自然吸收；如水疱较大或皮肤有破损，应先用消毒毫针刺破水疱，放出水液或用注射器抽出水液，然后涂敷湿润烧伤膏或用纱布外敷或创可贴，保护伤口。

（8）拔罐以后不能马上洗澡，因拔罐后皮肤处于一种受损的状况，若洗澡很容易导致皮肤破损、发炎，且又因由于皮肤处于一种毛孔张开的状态，很容易感受寒邪，所以拔罐后最好当天不洗澡，即使夏天天气炎热也要 4 小时之后再用热水洗澡为好。

（9）初春、秋冬季节气温低、干燥，拔罐要选择温暖的房间，注意保温。对需要进行背、腹等部位治疗的患儿，可以减少拔罐的时间，不要让身体暴露太久。治疗结束后要及时穿衣，可以喝些热水以防感冒，也可以加用红外线治疗仪，既可保温也能加强治疗效果。

（二）技术临床应用

1. 哮喘、支气管炎、肺炎

此类疾病是儿科临床的常见病、多发病，均以咳嗽为主要症状，急性发作时伴有气急、呼吸困难、喘憋等症状，以火罐技术在背部相关穴位进行治疗，可以达到改善局部的血液循环、通畅血脉、宣肺散寒、化痰止咳平喘的作用。

取穴：基础穴位（背部自 1 ～ 12 胸椎两侧，足太阳膀胱经走向区域，肺俞、心俞、膈俞）加阿是穴。

治疗方案：取火罐在背部自 1 ～ 12 胸椎两侧，足太阳膀胱经走向区域的基础穴位吸拔游走后依次定罐在肺俞、心俞、膈俞；再取火罐在阿是穴（啰音处）吸拔留罐；留罐时间：10 ～ 15 分钟。

2. 感冒、发热、急性扁桃体炎、咽炎

大椎穴属于督脉，督脉被称为“阳脉之海”，督脉由会阴穴向后沿着脊柱往上走，到达头顶再往前穿过两眼之间，到达口腔上颚的龈交穴，可调节阳经气血。在发热时加用大椎穴，具有一定的降温退热作用；而当鼻塞涕多时用大椎穴又可以达到通窍减涕的作用；咽痛、咽干时用大椎穴亦可明显缓解症状。以上治疗在感冒初期效果更显。高热不退时还可以点刺大椎穴后行火罐治疗效果更佳。

选穴：基础穴位（背部自 1 ～ 12 胸椎两侧，足太阳膀胱经走向区域，肺俞、心俞、膈俞）加大椎、督脉（陶道穴至脊中穴）。

治疗方案：先取火罐在大椎穴吸拔定罐；另取火罐在背部自 1 ～ 12 胸椎两侧，足太阳膀胱经走向区域的基础穴位吸拔游走后依次定罐在肺俞、心俞、膈俞；再取火罐吸拔督脉相关穴位后，沿督脉从大椎穴下的陶道穴至脊中穴上下游走，视罐的松紧可以直接推拉或旋转移动游走，出现潮红后留罐；留罐时间：10 ～ 15 分钟；高热不退可以在大椎穴点刺放血后再拔罐。

3. 鼻炎

中医认为过敏性鼻炎属“鼻鼽”范畴，由脏腑虚损及卫表不固所致，好发于冬春两季，病情反复，迁延难愈，严重影响患者生活质量。火罐技术可以起

到通窍活络、祛风散寒、防固之效。

选穴：基础穴位（背部自 1 ～ 12 胸椎两侧，足太阳膀胱经走向区域，肺俞、心俞、膈俞）加大椎。

治疗方案：先取火罐在大椎穴吸拔定罐；再取罐在背部自 1 ～ 12 胸椎两侧，足太阳膀胱经走向区域的基础穴位吸拔走后依次定罐在肺俞、心俞、膈俞；留罐时间：10 ～ 15 分钟。

4. 胃脘痛、腹痛

该病属于中医学“腹痛”范畴。由于腹居中焦，脾胃为中土，腹部多由六腑所居。病变脏腑主要在脾和六腑，无论是感受外邪、伤食，或者正虚、情志外伤，其共同的病理变化是气滞于脾和六腑；脾喜运而恶滞，六腑以通为用，经脉气血以流为畅。因此治疗应健脾消滞、调畅气机、疏通经脉。

选穴：中脘、上脘、关元、神阙、脾俞、胃俞。

治疗方案：腹部穴位以定罐为主，留罐 10 ～ 15 分钟；背部穴位以走罐和定罐相结合的方法进行，留罐时间：10 ～ 15 分钟。

5. 腹泻

小儿腹泻是一组由多病原、多因素引起的肠道紊乱综合征，属中医学“泄泻”范畴。由于腹泻导致小儿脾胃功能失调，药物吸收差；又因小儿惧药苦，药物摄入难，故外治法日益受到儿科医生的重视。火罐技术具有独特的“祛湿、泄热、解毒”之功效，能促进脾胃功能恢复，以治疗腹泻。

选穴：关元、神阙、脾俞、胃俞、三焦。

治疗方案：腹部穴位以定罐为主，留罐 10 ～ 15 分钟；背部穴位以走罐和定罐相结合的方法进行，留罐时间：10 ～ 15 分钟。

6. 便秘

中医学认为，脐为先天之结蒂，后天之气舍，介于中、下焦之间，又是肾间动气之处，故神阙穴与脾、肾、胃关系最密。火罐技术可以通过脐部传导经络循行迅达病所，起到疏通经络、调达脏腑、缓解便秘的效果。

选穴：神阙、关元、天枢等。

治疗方案：腹部穴位以定罐为主，留罐 10 ～ 15 分钟。

四、特色创新

浙派中医儿科在传承中医学历代医家的学术思想和火罐技术临床实践的基础上开拓创新，使传统的火罐技术在儿科中发挥着越来越大的作用。

一是突破了以往儿科临床鲜用火罐的历史，火罐技术一直是中医临床上重要的外治方法之一，但古代文献没有记载在儿科有定罐、走罐等的运用。浙派中医儿科将火罐技术用于儿科临床多种内科疾病上，尤其是在呼吸系统的感冒、发热、鼻炎、咽炎、支气管炎、肺炎、哮喘及消化系统的胃脘痛、腹痛、便秘等疾病，使这项古老的技术得以在儿科临床传承创新，造福于广大患儿。

二是在年龄上突破了以往在 2 周岁以上才能应用火罐的界限，目前最小到 6 个月的幼儿，条件符合者均可以运用该技术治疗疾病，使这项技术得以更广泛地应用。

三是在技法上，用定罐和走罐相结合的方法治疗儿科疾病，收到了很好的临床疗效。

火罐技术简便易行、疗效肯定、安全经济、无不良反应，属绿色疗法。经过多年的推广运用，该技术已经在广大基层医院广泛运用，充分发挥了中医适宜技术在预防、保健、医疗中的作用。

第三节 香佩疗法

香佩疗法，又叫香佩技术。香佩技术是将芳香性中草药制成香囊（精油）或服器等佩戴于身上或置于空间中，通过药物挥发的芳香气味、药物本身的治疗作用和对局部经络穴位的刺激来防治疾病的一种方法。

一、技术源流

香佩疗法源自我国古代的“衣冠疗法”，最早可追溯至六千年前的先秦时期，商周时盛行一种名为“祓禊”的祈福消灾仪式，人们在春秋两季聚会于水畔，用兰草蘸水洒身，祈祷消除灾厄。《山海经·西山经》记载：“有草焉，名曰薰草，……佩之可以已疠。”在医疗水平相对落后的时代，随手可得的植物香药担当着驱虫避疫、杀菌消毒、除病救人的重任。屈原在《离骚》中这样描述“扈江离与辟芷兮，纫秋兰以为佩”，可知战国时期已有制作和佩戴香囊的习俗了。

东晋葛洪《肘后备急方》、陈延之《小品方》皆有香佩佩戴身上或悬挂家中辟瘟除疫的记载。西汉马王堆汉墓出土了一批香囊、香枕、熏炉，内有辛夷、佩兰、茅香、花椒、肉桂等芳香类药物，这说明当时即有用芳香药物防治疾病、辟秽消毒、清洁环境的习惯。古楚地有“昼配香囊，夜用香枕”的习俗。唐、宋、元时期，医政制度完善，医学教育机构健全，医学知识普及和发展；国力强盛，政治开明，中外交流扩大，使得大量芳香药物传入，为芳香性药物的使用创造了条件。孙思邈的《备急千金要方·卷九·伤寒方上（凡九类辟温）》中的各种药方所选的辟温药物均以芳香药为主，并且许多方剂是采用佩戴香囊的方式来使用的。唐末五代时，出现了用香专著《海药本草》。两宋时期的医家们认为“香能散疫气”，因此许多方剂使用香药。宋代太医局所编著的《太平惠民和剂局方》中记载了许多有辟疫效果的芳香药方，如香苏散能

"治四时瘟疫、伤寒"，正气散可"顺气宽中，辟除瘟疫"。钱乙《小儿药证直诀》中记载："胡荽酒方，治斑痘，宜用此，胡荽三两，上细切……仍将药滓焙干，红绢袋子盛，缝合，令乳母及儿带之。"

明清时期香佩疗法达到了鼎盛时期，首先是文献保存完整，记载更为详细，如明代的《万病回春》，清代的《理瀹骈文》"外治之理即内治之理，外治之药亦即内治之药，所异者，法耳"，多处记载了儿科的外治法；其次是温病学形成，医家认为芳香之药可辟疫解秽，为后世研究香佩疗法的作用机制和临床运用奠定了理论基础。香囊的材质繁多，形制各异。香佩疗法运用更为广泛，盛行于宫廷与民间。明朝李时珍的《本草纲目》中专辟"瘟疫"(《本草纲目·卷三·百病主治药瘟疫》)一节收录具有辟疫作用的药材，并记载了这些药材的使用方法。如"酒拌吴茱萸叶，袋盛蒸熟，更互枕熨之，痛止为度"，即用药枕治疗寒邪袭表所致的头脑疼痛。清代《太医院秘藏膏丹丸散方剂》记载了清代太医院内的各类剂型处方，每年小暑日至处暑日，御药房用香薷、檀香、藿香、茯苓等药物制成汤剂或外用剂以预防暑病。至今，民间仍有"带个香草包，不怕五虫害"之风俗。江浙一带在端午时节，习惯将芳香性药物制成香囊佩戴在儿童胸前，或挂于床边、童车上。

新中国成立以后，随着中医药事业的发展，香佩疗法被编入多本外治法专书、医学教科书以及香药专书中。随着国家"治未病"专项研究的开展，以及流行性传染病（如甲型 H1N1、H7N9）流行时的中医药运用，近十几年来对于香佩疗法的研究逐渐增多，包括香佩疗法的发展概况和研究进展、香佩疗法的临床作用观察、香佩疗法的作用机制研究等。

二、技术传承

当代香佩技术在浙江杭州、金华、丽水、宁波、绍兴、衢州等地均有广泛应用，其中以浙江省中医院、金华市中医医院、庆元县中医院为代表。

浙江省中医院早在20年前即采用中药熏蒸来预防院内呼吸道交叉感染，得到患儿和家长的广泛认可，在每年端午节前后还分发香囊给患者使用。2008年陈华教授立项国家中医药管理局中医"治未病"科研项目，通过研究证实中药熏香剂对预防学龄前儿童手足口病和上呼吸道感染的发生有益；根据中医基础理论进行合理配伍，形成了基础方，通过进一步的专家论证、药效分析及反复的临床观察，规范了香囊的制作和使用规范。2021年以西湖十景为背景的西子香囊在"葛洪丹谷"杯浙江省首届香囊设计制作大赛中获得"最佳配方奖"

一等奖。2022年陈华团队制作了创意书签——西子香签，为香佩技术的文化传承发挥了积极的推进作用。

金华市中医医院从2016年由医院“治未病中心”开始正式使用香佩技术，开始为普通香囊，后于2018年增加了精油芳香疗法。以俞虹主任为代表的中医儿科医家研发出多种芳香剂型，如预防流感精油、芳香口罩、芳香手串、芳香提神精油、扩香瓶等，将使用时间从端午节扩展至一年四季，使用人群更广。

庆元县中医院儿科医家应用香佩技术较多，常用香囊、药枕预防儿童常见呼吸道疾病如过敏性鼻炎、反复呼吸道感染等；使用香囊治疗儿童腹痛、厌食、积滞、疳证等。

三、技术应用

香佩技术在儿科肺、脾、心系疾病中疗效较好，尤其是在治疗过敏性鼻炎、反复呼吸道感染、厌食症、腹痛、焦虑症及预防蚊虫叮咬、常见急性传染病（手足口病、流行性感冒）方面效果肯定。

（一）香佩使用方法

香佩疗法有广义、狭义之分，广义的香佩疗法与芳香疗法类似，具体用法有以下几种：

1. 香囊法

香囊法是将芳香药末或药丸装入特制布袋中，佩挂于胸前、肩背部、手足、腕部，借药味挥发以防治疾病的方法。

2. 香冠法

香冠法是将芳香药物制成药帽，戴在头上以防治疾病的方法。

3. 香枕法

香枕法是将芳香药物置于枕芯之内，或浸在枕套之中，令人在睡卧时达到防治疾病的自然疗法。

4. 香兜法

香兜法是将芳香药物研末用棉花包裹，装入布囊缝好，兜于腹部以治疗某些慢性疾病的方法。

5. 香熏法

香熏法是用精油或一些具有芳香气味的药物制成熏香液体或烟熏剂，用时涂抹局部，或点燃后熏其患部，或熏居室以防治疾病的方法。

6. 香敷法

香敷法是将芳香药物研为细末，并与各种不同的液体调制成糊状制剂，敷贴于一定的穴位或患部，使药效通过皮肤经络而产生效应的方法。

7. 香熨法

香熨法是将芳香药物炒热后，用布包裹，熨摩肌表某一部位，并时加移动，以收祛风、散寒、止痛、活络之功的方法。

8. 悬挂法

悬挂法是将芳香药物加工后装入布袋中，悬挂于房间内、车内借药味挥发以防治疾病、净化环境的方法。

（二）香佩疗法临床应用

1. 过敏性鼻炎

药物多选择辛夷、白芷、鹅不食草、藿香、薄荷、艾叶、紫苏等，具有辛香通窍之功。

香佩方法：香囊法、水煎外用熏鼻。

2. 厌食、腹痛、积滞、疳证

药物多选择藿香、佩兰、艾叶、菖蒲、苍术、砂仁、陈皮、细辛、高良姜、木香、檀香、桂枝、沉香、甘松、丁香等，具有化湿醒脾、理气温经、通脉止痛之功。

香佩方法：香兜法、香敷法、香熨法。

3. 失眠、头痛、焦虑、抑郁

药物多选择苍术、丁香、砂仁、合欢花、绿梅花、玫瑰花、夜交藤、朱砂等，具有疏肝解郁、宁心安神之功。

香佩方法：香囊法、香冠法、香熏法、香枕法、香被法。

4. 时行疫病

药物多选择藿香、苍术、荆芥、薄荷、紫苏叶、石菖蒲、艾叶、山柰、樟脑、冰片、丁香、雄黄等，具有辟疫防感作用。

香佩方法：香囊法、香熏法、香枕法、悬挂法。

5. 蚊虫叮咬引起的相关疾病

药物多选择香茅、艾叶、菖蒲、山柰、丁香、薄荷、藿香、芸香草等，可预防虫咬皮炎等相关皮肤疾病及以蚊虫为传播媒介的疾病（疟疾、登革热等），具有防蚊虫作用。

香佩方法：香囊法、香熏法、悬挂法、芳香手环 / 手表、贴片。

6. 其他

药物多选择薄荷、冰片、石菖蒲、麝香等，可防晕车船、提神醒脑等。

香佩方法：香囊法、香熏法、香签。

四、特色创新

因气味芳香、形式多样，香佩疗法深受儿童喜欢；其使用简便、无创安全，家长接受度高，因而在儿科应用广泛。浙江地域文化基础深厚，浙派中医儿科医家结合小儿生理病理和浙江地域气候环境特点，继承浙派中医“治未病”的理念，发扬香佩疗法优势，并加以创新，形成了以下特色。

（一）剂型创新

药物剂型和用法的多样化、便携化。药物剂型除了传统的原药剂、散剂、煎剂、丸剂外，还有精油、香薰、水喷剂、气雾剂等中药提取物；用法上融合了现代技术和人们的新需求，制成书签、手环、手表、挂饰等。

（二）地域特色鲜明

浙派中医儿科医家在传统香佩基础上，结合现代生活需求，针对浙江地域气候及人群体质特点等，形成了极具浙江地域人文特色的香囊。如西子香囊，以“西湖十景”为背景，运用优美的丝绸织锦技术，配以“天人合一”的六边形，在“葛洪丹谷”杯浙江省首届香囊设计制作大赛中获得“最佳配方奖”一等奖。创意书签西子香签，将浙江地域风情、书香文化和雕刻艺术融合，把香佩疗法与藏书阅读体验结合，是具有深厚文化底蕴和中医药特色的防病养生之品。

（三）制剂和使用规范化

浙派中医儿科医家围绕香佩疗法开展了多项预防呼吸道感染的临床与基础研究：中医药临床适宜技术研究与推广（2008C13005）、中药熏香剂预防呼吸道感染的临床研究（2008WA009）、中药防感香囊预防手足口病的临床研究（2008CA019）、中药熏香剂抗小儿易感病毒的药效物质基础和作用机制研究（2008CA018），最终制定出具有预防呼吸道感染作用的基本处方，并进一步制定了香囊制作的制剂标准和香囊使用的基本规范，包括佩戴疗程、换芯时间、禁忌证等，获得了发明专利，引领了香佩疗法规范使用。

香佩技术是中医外治法的重要组成部分，临床防治疾病疗效肯定，值得进一步传承和推广。

第四节　刺四缝穴

刺四缝穴，又叫刺四缝穴技术。刺四缝穴技术是指用采血针在四缝穴上点刺出血，或者挤出淡黄色的液体以达到预防和治疗疾病目的的中医技术，可以用于小儿疳积、腹泻、蛔虫病、咳嗽等疾病的治疗。四缝穴，是针灸学的一个经外奇穴，位于食指、中指、无名指、小指近端指间关节横纹处，常用采血针点刺，有消食化积、止咳平喘的作用。

一、技术源流

四缝穴属于经外奇穴，简称为奇穴。《灵枢·刺节真邪》中提到“奇输”是“未有常处也”，可见是介于阿是穴与经穴之间的一类腧穴，也就是后世所说的奇穴。奇穴一般都是在阿是穴的基础上发展来的，可见四缝穴是后世医家在临床上经验所得。

关于“四缝穴”记载最早见于明代方书《奇效良方·针灸门》云：“四缝四穴，在手四指内中节。是穴用三棱针出血，治小儿猢狲劳等证。”书中言简意赅地概括了四缝穴的定位、治疗所用的针具、主治的疾病。《奇效良方》全名《太医院经验奇效良方大全》，太医院一般拥有全国最好的医疗资源，最优秀的医生、最道地的药材、最领先的治疗方案，其医疗技术无疑代表了当时最高的医学水平。针刺四缝穴疗法能被写入太医院验方，其疗效可想而知。但由于其论述简单，所占篇幅较小，未被后世医家重视。

明代中后期，《针灸大成》问世，本书集针灸之精粹，流传百世，广为人知，推广了刺四缝穴疗法应用。《针灸大成·九针图》曰：“四缝四穴，在手四指内中节是穴。三棱针出血。治小儿猢狲劳等证。”本书虽与《奇效良方》描述如出一辙，但对四缝穴的定位有了更精准的论述，参考本书其他章节，可解释“中节”二字为近端指间关节横纹。即本书中四缝穴定位：食指、中指、无名指、小指近端指间关节横纹处。本书对针刺四缝穴疗法进行了较为详尽的论述，推动了针刺四缝穴疗法在临床上广泛应用。

到了清代，本疗法的技术进一步完善，民间医书《串雅外编》阐明了其主治疾病的具体临床表现，规范了具体诊疗技术等。《串雅外编·卷二》曰：“猢狲痨，小儿有此症，求食不止，终夜不睡。”本文描写了猢狲痨患儿会出现饮食异常，睡眠不安的临床表现，与明代《先醒斋医学广笔记·卷之三》中“张守为幼郎，患痨疳，嗜食易饥，腹如蜘蛛，过数日一泻，泻则无度，面目黧黑，指节中亦几无剩肉矣”记载痨疳的临床表现类似，可见猢狲痨与疳证病证相似。说明针刺四缝穴疗法主治是针对小儿疳证。“猢狲痨……用针刺两手面中三指中节能曲处。周岁者用中号针，六七岁用大号针。”根据本文“绪言”中“走方医”行走四方，肩背药囊，四处行医。所用针曰铍针，铍针也是《灵枢》中九针之一，主要运用于“取大脓”“痈疽”，走方医首创将其用于针刺治疗猢狲痨。“刺进半分许，遇骨微位即拔出，不可误针筋上。”此段原文指出了针刺深浅，刺进“半分”，不可深刺以免伤及筋骨。书中详细地记述民间治疗猢狲痨的具体针刺部位、方法、深浅、功能主治、疗程、饮食禁忌等方面，可见本技术在民间已广泛应用。

自 1990 年中华人民共和国国家标准 GB 12346—1990《经穴部位》对四缝穴定位和穴数确定以后，该穴在手指第 2 ～ 5 指掌面的近侧指间关节横纹的中央，一手四穴，之后的文献皆采用其定位方法。统编针灸学教材自第 3 版《针灸学》开始明确四缝穴主治小儿疳积、百日咳。在现代文献中，刺四缝技术广泛应用于儿科疾病的治疗，特别是中医脾胃及肺系疾病，如厌食症、疳证、积滞、便秘、咳嗽、百日咳等，也常用于急性扁桃体炎、急惊风、多发性抽动障碍、矮小症、贫血等疾病。后世医家不仅将四缝穴运用于治疗小儿病证，也将其运用于治疗成年人的病证。此外在操作方法上也得到了拓展，有三棱针或注射针头点刺、指按法、毫针针刺、电针、穴位注射、针挑，但以三棱针或注射器针头点刺为主。

二、技术传承

刺四缝穴技术古时主要用于疳证的治疗。疳证为古时“麻、痘、惊、疳”四大证之一，危害甚大，由于营养不良，容易造成发育不良，严重者可致死亡。刺四缝技术在明朝初年能被太医院院史董宿收录于《奇效良方》，说明此项技术疗效确切。但由于本技术是用针刺四缝穴出血或出液，有一定创伤性，儿童接受度较差，因此本技术未能得到广泛推广应用，以往都在民间使用为主。

20世纪90年代以来，国家开展中医适宜技术挖掘与推广项目，内外合治受到临床高度重视，刺四缝穴技术在浙江受到广泛关注，全省各地医院儿科逐渐开展应用，其中以杭州、萧山、宁波地区为代表，较早地开展了刺四缝技术的临床应用及研究。

浙江省中医院儿科20世纪90年代初在刺四缝技术临床应用的基础上，就开展了临床疗效观察和作用机制探讨。省级名中医陈华教授团队对刺四缝技术在小儿厌食症治疗的临床疗效和作用机制研究发现：刺四缝穴可明显提高厌食症患儿食量及食欲，有效改善其中医证候；可以促进脾虚大鼠体重与食量的增加，提高脾虚大鼠下丘脑、胃窦组织、小肠组织及血浆的NPY浓度。通过研究肯定了此项技术在厌食症治疗上的有效性。陈华教授团队对本技术还进行了规范化标准研究，陈华教授承担的2017年浙江省中医药科技计划中医适宜技术培育项目“点刺四缝穴治疗小儿厌食症”，使刺四缝技术得到了进一步规范，有利于更好地向基层推广应用本技术。

萧山中医院洪佳璇教授团队将刺四缝穴技术应用于小儿厌食症的治疗多年，研究发现刺四缝穴操作时间与厌食症疗效具有一定相关性，并提出以间隔7天为最佳方案，使患儿的依从性和临床效果达到最合适有效。宁波董氏儿科注重中医内外合治，第六代传承人董幼祺教授在传统“针刺四缝穴”疗法的基础上，加用独创方药“苏脾饮”而形成的治疗儿童厌食症的针药并用综合疗法临床疗效显著，本疗法能有效改善患儿的食欲、增加食量，更具有见效较快、疗效持续时间长的优势。

三、技术应用

刺四缝穴技术在儿科疾病的治疗中疗效肯定，尤其适用于疳证、厌食症、便秘、腹泻、百日咳、咳嗽、急性扁桃体炎等小儿常见病证的治疗。

（一）技术操作规范

1. 操作流程

（1）取穴：在第2至第5指掌侧，近端指关节的中央，一手4穴，左右共8穴。

（2）术者洗手消毒，针刺前先活动患儿手指，改善针刺部位循环。

（3）常规消毒（用酒精棉擦拭3次）。

（4）穴位针刺：左手拇指、食指、中指夹紧被刺部位或穴位，右手持针，对准穴位迅速刺入 0.1 ～ 0.2cm，随即快速将针退出。浅刺疾出为要点。

（5）轻轻挤压穴孔周围，挤出液体。

（6）用消毒棉球按压针孔，并嘱患儿握拳压迫止血。

2. 注意事项

术前和术中注意安抚患儿情绪，消除或减轻其恐惧心理。治疗时要注意观察、多询问患儿反应，如出现晕针情况，立即让患儿平卧多饮开水，晕针严重者可用毫针刺人中、内关穴。

针刺四缝穴时应注意消毒和掌握操作规程；针刺时要注意避开小血管；针刺选点要准，手法要快，不留针；针刺深度根据患儿年龄、形体灵活掌握；挤出为液体时，要将液体挤尽直至挤出血液；针刺后一小时内创口勿沾水，保持清洁干燥防止污染。

3. 禁忌证

对于饥饿、疲劳、精神高度紧张者，宜进食、休息、解除思想顾虑后施治。

血友病、血小板减少性紫癜等凝血机制障碍患儿慎刺或禁刺；外伤有大出血患儿禁刺；四缝穴处及其周围皮肤有感染、溃疡、瘢痕者禁刺；危重烈性传染病患儿和严重心、肝、肾功能损害者禁刺；体质虚弱、贫血严重及低血压者慎刺。

（二）技术临床应用

1. 疳证

疳证是小儿常见的慢性病证，大多由于疾病影响，或喂养不当，使其脾胃受损，气液耗伤而致面黄发枯、全身虚弱羸瘦等。脾胃失调是形成疳证的主要原因，主要病机是脾胃受损，气阴耗伤，受纳运化功能失调，导致积滞内停，壅滞气机，阻滞肠胃，津液消亡。

四缝穴为治疗小儿疳证的经验穴位，既可单用，也可联合其他治疗方法如中药或西药内服、推拿、捏脊、中药敷脐、穴位注射等辅助疗法。能消食去滞、调理中焦、调和脏腑、通畅三焦气机、畅通百脉、去除积热，可明显改善患儿胃肠道消化吸收功能，从而改善疳证患儿的营养状态。

2. 厌食症

此病归为“脾胃病”“不思食”“不嗜食”范畴，多由喂养不当、他病伤脾、情志失调、先天禀赋不足等因素导致脾运失健，纳化失职，脾胃受损，从而导致厌食症的发生。治疗以运脾开胃为基本治则。

针刺四缝穴治疗小儿厌食症，可单用，也可联合其他治疗方法如中药内服、穴位贴敷、捏脊、推拿等，具有祛痰化积、消食导滞、健脾和胃、调和脏腑的功效，从而改善食欲，增加食量，缩短进食时间。

3. 功能性便秘

此病属“便秘”范畴，临床虽可见多种证型，但以食积内热、胃肠燥热等实证居多。治疗当以健脾消积、清热润肠、通调腑气为法。

针刺四缝穴多用于治疗食积内热、胃肠燥热等实证便秘，可单用，也可联合其他治疗方法如点刺八髎穴、推拿、穴位贴敷等治疗，能促进胃肠运动，并改善胃肠蠕动，增加肠液的分泌，利于粪便润滑，从而达到治疗便秘的效果。

4. 腹泻

此病属“泄泻”范畴，多由脾胃虚弱、感受外邪和饮食内伤等原因所致，病机为脾胃运化失常，治疗上以运脾开胃止泻为主。

针刺四缝穴治疗小儿腹泻，具有清利湿热、健脾和胃、渗湿止泻、消食导滞之功，可单用，也可联合其他治疗方法如推拿、穴位贴敷等进行对症治疗。

5. 百日咳

此病属于“鸳鸯咳”“顿咳”“痉嗽”“痉咳”等范畴，痉咳期发病为肝郁化火、痰火交结致使气机逆乱，导致肝风、风痰火搏击气道，病机关键为风痰，治疗上以祛风、止咳化痰、润肺、止痉为主。

针刺四缝穴治疗小儿百日咳，自统编针灸学教材第 3 版《针灸学》开始明确四缝穴主治小儿疳积、百日咳。四缝穴为经外奇穴，针刺该穴可健脾助运，消积清热，可较好帮助患儿恢复健康。

6. 慢性咳嗽

此病属“咳嗽”范畴，其病位虽在肺，但与脾关系密切。肺为脾之子，咳嗽致肺气损耗，日久则“子病犯母”而及脾，脾虚则生痰湿，致使病情缠绵，且脾气亏虚无力生金则致肺气虚，形成恶性循环。治疗上以培土生金为法，以宣肺止咳、健脾祛湿为主，常可取得满意疗效。

四缝穴为经外奇穴，是调理脾胃之要穴，且有手三阴经经过，刺之可通调肺脾两经，补肺金、调脾胃，脾运痰化则咳嗽自止。可单用，也可联合其他治疗方法，如中药内服、穴位贴敷等进行对症治疗。

7. 急性扁桃体炎

此病属于“乳蛾”范畴，属肺系疾病，病位多在肺胃，其主要病机为痰热、肺胃不清合并外感风火之邪，治疗上为调整阴阳、清热解毒、消咽利肿为主。

针刺四缝穴，可泻火解毒、给热邪以出路，助脾胃运化以消脾胃积热，降胃内炽火，从而达到肺胃同治的目的。临床上常配合少商与耳尖刺络放血治疗肺胃热炽型小儿急性乳蛾，有效退热的同时能明显改善患儿扁桃体充血、咽痛等证候体征。

四、特色创新

浙派中医儿科结合浙江人文地理环境和人群体质特点等因素，在临床治疗上重视顾护小儿脾胃，以“重视后天之本，强调健运中州”为临床特色。浙派中医儿科刺四缝穴技术主要有以下治疗特色：

（一）治疗病种广泛

清代以前文献记载四缝穴的主治病证局限于治疗小儿猢狲痨，浙派中医儿科医家在临床实践中大胆地运用四缝穴治疗其他病证，取得显著的疗效，从而扩大了四缝穴的主治范围。脾系疾病如小儿疳积、厌食、泄泻、便秘、肠系膜淋巴结炎等；肺系疾病如发热、咳嗽、哮喘、腺样体肥大等；心肝系疾病如抽动障碍、夜惊等；肾系疾病如生长发育迟缓、矮小症等均有确切疗效，能够缩短病程，缓解症状，达到治愈疾病的目的。

（二）注重以脾胃论治

四缝穴属奇穴，是手三阴经脉所过之处，主治小儿疳积、百日咳。临床上刺四缝常用于其他疾病治疗，并取得疗效，浙派中医儿科医家认为是由于四缝穴与脾胃关系密切，有健运中州的作用，可通过调理脾胃，从而治疗其他与脾胃运化有相关性的疾病。浙派儿科医家认为脾胃为后天之本，有胃气则生，无胃气则亡，脾胃的强弱直接关系到他脏的强弱，关系到机体整体的强弱，无论防病治病，鼓舞脾胃均为要旨。针刺四缝穴在厌食、疳积、咳嗽、矮小症等疾病上的疗效均因其对脾胃功能的调节而达到治病的功效。

（三）推进科学评价研究

浙派中医儿科在临床应用刺四缝穴技术的基础上，努力开展本技术的临床疗效评价及作用机制研究。通过研究证明了刺四缝穴不但可提高厌食症患儿的食量及食欲，改善中医证候，并且可提高脾虚大鼠下丘脑、胃窦组织、小肠组织及血浆的神经肽 Y（NPY）浓度；提高厌食症大鼠的胃排空率；降低厌食症大鼠血清胆囊收缩素（CCK）浓度；上调 SP、NK1、C–kit 在胃窦组织肌层神经纤维内的表达。

（四）开展规范推广应用

浙派中医儿科为了更好地将刺四缝穴技术推广至全省各地基层单位应用，开展了该技术的规范化标准研究。通过浙江省中医药适宜技术培育项目（2017ZA147）及浙江省中医药科技计划项目（2021ZA135），制定了刺四缝穴技术的操作规范流程，并建立了基层医联体推广应用模式，为该技术的规范化应用和推广发挥了良好的作用。

正因刺四缝穴技术具有操作简便、无不良反应、疗效明显，且操作环境容易实现的优势，更适宜基层儿科推广应用。

第五节　耳穴技术

耳穴技术是指使用一定的治疗器具作用在耳穴上，通过刺激耳穴以达到预防和治疗疾病目的的中医技术。常用针刺、贴膏或丸状物贴于耳郭刺激耳穴，对儿童常见病，如咳嗽、厌食、便秘、抽动等，均具有确切疗效。

一、技术源流

运用耳穴来诊治疾病在我国有着悠久历史。早在先秦时期，《黄帝内经》中首次提出耳穴诊治疾病的原理，描述耳与脏腑经络之间的关系，如“耳者，宗脉之所聚也”，提出全身各大脉络汇聚于耳；“肾主耳……在窍为耳”，提出肾开窍于耳；兼有部分应用耳郭治病的记载，如“邪在肝，两胁中痛……行善掣节，……取耳间青脉以去其掣”，及“耳聋无闻，取耳中”。

最早关于耳穴的记载见于长沙马王堆汉墓医籍简帛《足臂十一脉灸经》和《阴阳十一脉灸经》，其中载有与上肢、眼、颊、咽喉相联系的“耳脉”。

晋唐宋时期，出现运用耳针治疗各科疾病的专篇著作。晋·皇甫谧《针灸甲乙经》介绍了内、外、妇、儿、五官等各科病证的耳针治疗方法。唐·孙思邈著《备急千金要方》和《千金翼方》也有关于耳穴的记载，详细记载耳中穴和阳维穴的位置、主治及施治方法。

元明清时期，对耳穴的应用更加广泛，对运用耳穴治疗疾病的描述更加详细。如元·危亦林《世医得效方》云：“蓖麻子、大枣肉、人乳和做枣核大，棉裹塞耳，以治气血衰弱，耳聋耳鸣。”明·杨继洲《针灸大成》对耳穴的记载有“耳尖二穴，在耳尖上，卷耳取尖上是穴，治眼生翳膜，用小艾炷五壮”，详细阐明了耳尖穴的部位、取穴方法和主治，其穴名和取穴方法一直沿用至今。明·王肯堂在《证治准绳》中指出“凡耳轮红润者生，或黄，或黑，或青而枯燥者死；薄而白，薄而黑者皆为肾败”，突出强调了耳诊在判断预后方面的作用。清代关于耳诊的书记载内容更是随处可见。清·林之翰《四诊抉微》中有“察耳部”的专题。清·汪宏《望诊遵经》中的“诊耳望法提纲”一章中有“耳形”的记载，认为耳形“当以厚而大者为形盛……枯梏者则凶。合之于色，亦可辨其寒热虚实焉”，同时也提出对某些疾病的发展和预后也可通过耳诊来观察，如“耳后红筋痘必轻，紫筋起处重沉沉”。可见耳诊已开始进入临床观察阶段。清末张振鋆所著《厘正按摩要术》的“察耳”篇中，提出耳背分属心、肝、脾、肺、肾五脏的理论，这是继《黄帝内经》之后，论述耳与五脏关系最引人注意的新观点，体现了局部反映整体的内在关系。该书中还绘出了耳背穴位图，这是世界上首次印、载的耳穴图。

到近现代，1974 年上海中医学院编著《针灸学》集耳穴 154 个，20 世纪 70 年代末，耳穴名称已增到 300 多个。为适应世界耳穴学术的交流，1982 年 12 月在哈尔滨召开的“全国针法灸法学术研讨会”上，成立了“中国针灸学会全国耳针协作组”，从此耳穴研究走上了国际标准化道路。1993 年我国颁布了《中华人民共和国国家标准·耳穴名称与部位》，制定了耳穴标准名称和部位的国家标准方案，这是耳穴技术发展的一个重要里程碑，有力地把耳针科学推上了一个新台阶，从以往简单的“耳针疗法”“耳压疗法”逐步发展为“耳针学”这样一门独立的学科。

耳穴技术应用于儿童疾病诊疗，最早见于清末张振鋆《厘正按摩要术》中的“察耳”篇，其中提出“耳与五脏”的理论，暨“耳上属心、耳下属肾、耳后耳里属肺、耳后中间属脾、耳后耳外属肝”，并结合耳郭的颜色、寒热，耳郭络脉的变化指导痘疹（即天花病）的辨治。随着 20 世纪耳穴技术体系的形成，关于耳穴技术应用于儿科疾病治疗的研究越来越多，耳穴技术可以用于治疗的儿科病种多达 59 种，治疗的范围涵盖了小儿呼吸系统、消化系统、神经系统、泌尿系统及运动系统等多个系统的临床急慢性疾病。

二、技术传承

耳穴技术在浙江杭州、温州、湖州、衢州、绍兴、金华等地均有较好应用，其中传承脉络清晰者以温州苍南王氏和杭州李氏为代表。

清朝时期，浙南王氏的王太婆独创家族特色耳穴疗法，是我国耳穴技术流派中具有代表性的一支，迄今已有 400 年历史。王太婆用灯芯草蘸菜籽油灸灼耳朵尖端处治“眼上起星”和“猪头风”。王氏耳穴第三代传人王正，幼承庭训，于 1966 年毕业于浙江中医学院针灸系，长期致力于耳穴诊治法的传承发展，将诊治病种扩大到内、外、妇、儿、骨伤、皮肤等科，尤其是在失眠、焦虑症、儿童抽动障碍、胎位不正等方面。“王正耳穴诊治法”入选苍南县非物质文化遗产、龙港市非物质文化遗产名录，代表性传承人王文羽，对应用该项技术治疗儿童抽动障碍、遗尿、消化不良、近视、助长等颇有研究。

河南李家琪先生于1970年发明了耳穴贴压法，发表《耳穴贴压疗法》专著，1975年又撰写《耳穴诊治疗法》，攻克了扎耳针的疼痛和易引起感染的难题，以其治疗简便、疗效显著而迅速在全国推广。从1982年至1987年，中国针灸学会受世界卫生组织亚太办事处委托，李家琪作为全国耳穴领导小组副组长，参与并承担了耳穴国际标准化方案的制订、修订和审订工作。李青峰为李家琪的次子，继承父亲衣钵，在大学毕业后跟随父亲开展耳穴技术相关研究，在2017年成为中国针灸学会耳穴诊治专业委员会委员，并作为中国代表团成员参加了在新加坡举办的第9届世界耳医学大会；2019年起在浙江杭州地区发展，专攻耳穴健康管理应用研究，出版《耳穴诊治与研究》专著并参与《耳穴诊治学》国家教材的编写，积极推动耳穴技术的普及和应用；通过举办“治未病与健康管理暨耳穴治未病临床应用研讨会”等各种学术研讨交流会，使耳穴疗法这一特色技术，在杭州地区迅速传播。

三、技术应用

（一）技术操作规范

1. 耳穴压豆技术操作规范

（1）消毒耳郭：用75%的酒精棉球消毒耳郭前面，注意消毒三角窝、耳甲艇、耳甲腔的三个凹陷处，以及耳屏、对耳屏内外侧及耳背。通常消毒1～2遍，以彻底去除油污，使贴压物易于服帖且保持较长时间压迫刺激作用。

（2）按摩耳郭：贴压前先按摩耳郭，使耳郭充血，经络气血循环旺盛，增强贴压物治疗效果。按摩耳郭时，需从耳郭下方轮4起、耳轮及对耳轮、对耳轮上脚、耳舟其走行方向从下向上，从内向外按摩，使耳郭血管扩张，循环旺盛通经活血，易于放血达到泻热祛瘀、消炎解毒、镇静止痛、清脑明目及提高机体免疫机能的作用。

（3）贴压穴位：按取穴治疗配方选用耳穴。神经系统疾病、心血管系统疾病、内分泌系统疾病及泌尿生殖系统疾病、妇科病多用双耳取穴治疗以达到阴阳平衡的治疗目的。运动系统之骨骼肌肉病变，多选用耳背穴位，必要时耳郭前及耳郭后对穴治疗。若机体一侧患病，如肩、肘、腕、指或髋、膝、踝、趾、牙痛、颞颌关节痛、耳痛、耳鸣、耳聋、扁桃体炎等可选一侧耳郭穴位。

（4）贴压方法：左手固定耳郭，右手用蚊氏血管钳，将王不留行籽胶布取下，对准耳穴贴压，按耳穴走行方向给予一定压力。

（5）贴压手法：将贴压物贴至耳穴上后，要逐渐在贴压物上施加压力，根据患者体质和疾病虚实情况，选择刺激程度。

（6）疗程：每贴压一次，可在耳穴上放置 3 ～ 7 天，初诊患者、痛证患者可放置 3 ～ 4 天后更换穴位；病情已好转或巩固疗效者，可在耳穴上放置 5 ～ 7 天更换一次。贴压期间，嘱患者每日自行按摩 2 ～ 3 次。每 5 次为一疗程，疗程间休息 1 ～ 2 天后进行下一疗程。

（7）注意事项：①防止胶布潮湿，贴敷张力降低和皮肤感染。②对胶布过敏，局部出现粟粒样丘疹伴有痒感或红肿，皮肤破溃组织液渗出时，可立即取下胶布和贴压物。③夏季贴压时，因多汗贴压时间不宜过长。④耳郭有冻疮、炎症时不宜贴敷。⑤耳郭贴压穴不宜过多，耳郭前后部分均可选用穴位贴压。⑥贴压后，患者自行按摩时，以按压为主，切勿揉搓，以免搓破皮肤造成耳穴感染。

2. 耳穴放血技术操作规范

（1）消毒耳郭：用 75% 的酒精棉球消毒耳郭前面，注意消毒三角窝、耳甲艇、耳甲腔的三个凹陷处，以及耳屏、对耳屏内外侧及耳背。通常消毒 1 ～ 2 遍，以彻底去除油污。

（2）按摩耳郭：贴压前先按摩耳郭，使耳郭充血，经络气血循环旺盛，增强放血治疗效果。按摩耳郭时，需从耳郭下方轮 4 耳穴起、耳轮及对耳轮、对耳轮上脚、耳舟其走行方向，从下向上、从内向外按摩，使耳郭血管扩张，循环旺盛通经活血，易于放血达到泄热祛瘀、消炎解毒、镇静止痛、清脑明目及提高机体免疫机能的作用。

（3）放血操作：选用一次性消毒针头。左手固定耳郭放血部位，右手持消毒针具，稳住针身，对准耳穴施术处迅速深刺。双手边按摩放血部位，边用干棉球擦拭出血部位。按摩放血部位时从远到近，从耳根部位向耳梢放血部位使其出血量易于流出。通常放血量在 5 ～ 10 滴。痛证、实证、热证可放 10 ～ 15 滴，3 ～ 7 天一次。

（4）注意事项：①术前按摩耳郭，使毛细血管充盈扩张，易于放血。若需用三棱针放血时，针刺不宜太深，太深易致放血部位疼痛。②放血不宜过多。③各种出血性疾病，如血友病、原发性血小板减少症、再生障碍性贫血、肝炎等不宜用此法。④要注意无菌操作，以免皮肤感染。⑤耳背静脉需多次放血者，应以静脉远心端开始。不宜首次在中央割划，术毕用棉球按压，不要揉擦，否则皮下容易瘀血。⑥耳尖放血宜选耳尖穴，即耳轮处中后 1/3 交界处、软骨后缘。用左拇指、食指将卷曲的耳轮展平、固定。既可便于进针，又可止痛。

（5）禁忌证：①体质虚弱、严重贫血及低血压禁忌放血。②耳郭皮肤感染、瘢痕、溃疡不宜放血。③危重烈性传染病者如艾滋病、乙型肝炎及心、肝、肾功能严重损害者禁忌放血。④血友病、血小板减少性紫癜等凝血机制障碍者禁忌放血。

（二）技术临床应用

耳穴技术在儿科疾病的治疗中疗效肯定，尤其适用于支气管炎、厌食症、便秘、抽动障碍、遗尿、麦粒肿等小儿常见病证的治疗。

1. 支气管炎

此病归属于“咳嗽”范畴。治疗要分清外感、内伤。外感咳嗽以疏散外邪、宣通肺气为基本法则，根据寒热证候分别治以散寒宣肺或解热宣肺。内伤咳嗽应分清虚实，实证有痰热、痰湿之不同，虚证有气虚、阴虚之不同。

耳穴压豆技术治疗小儿外感咳嗽，在贴压后进行穴位按压 3 ～ 5 分钟，可缩短咳嗽时间，缓解症状。

2. 厌食症

此病归为“脾胃病”“不思食”“不嗜食”范畴，多围绕脾胃加以辨证，常治“以和为贵，以运为健”，运脾开胃作为基本法则，辅以化滞、益气、养阴。

小儿推拿联合耳穴贴压技术治疗小儿厌食症，以益气健脾、和胃助运为原则，通过适度揉、捏、按、压，使耳穴产生麻、酸、胀、痛感觉，通过调节气血经络而发挥治疗疾病作用，改善食欲，增加食量，缓解腹胀。

3. 儿童功能性便秘

此病属中医“便秘”范畴，为大肠传导功能失司，可因食滞、燥热、气滞及气血津液亏虚所致，治疗多分虚实，虚则益气滋阴，实则泻热消积。

耳穴贴压技术联合运脾理肠手法治疗儿童功能性便秘，通过对相应穴位的耳穴贴压刺激，能够调节脏腑功能，调整经络脏腑，平衡阴阳，共达健脾益气、通调肠腑、下气通便等作用。

4. 抽动障碍

此病归属于“肝风”“痉病”“慢惊”等范畴，中医分型有实有虚，实证多从肝火论治，虚证多从肾脾论治。

耳穴技术治疗小儿抽动障碍，将王不留行籽贴在对应耳穴，不间断地按压刺激以达到升降气机、镇静安神的作用，又可持续刺激相应穴位以稳定疗效。

5. 遗尿

此病归属于“遗溺”范畴，治疗分清虚实，虚则多因肺、脾、肾功能不足；实则多因肝经湿热下注。本病以虚证居多，实证较少，病位在肾与膀胱，虚证治以温补下元、固摄膀胱，实证治以清热利湿。

耳穴贴压技术治疗遗尿，治以温补肾阳，可补先天之不足、固精缩尿，贴压时每次选用 2 个耳穴，交替更换。每日自行按压 3 ～ 5 次，每晚睡前加按 1 次，每次按压 1 ～ 2 分钟，以局部出现酸胀感为度。

6. 麦粒肿

中医称此病为“针眼”，多因过食辛辣、煎炸燥热的食物，致使足阳明胃经热毒上攻于眼睑或兼有外感风邪，风热相搏，瘀滞不行所致。

放血疗法是以针刺某些穴位或体表小静脉而放出少量血液的治疗方法，具有良好的清热泻火、宣畅气机、活血祛瘀等作用。耳尖放血技术，具有开导疏泄足太阳经之功，太阳经气疏通，气血得行，肿胀自消，此法治疗麦粒肿疗效显著。

四、特色创新

浙派中医儿科传承历代医家的学术思想，逐渐形成偏于滋阴清热、重视顾护脾胃、巧用和解之法、善用清宣祛风的临床治疗特色。在耳穴技术中强调以耳郭穴位为基点，辨证、辨病与辨经相结合，临床诊治分为理、法、方、穴、术五个层次，重视穴位性能及其配方，形成了具有鲜明特色的理论和实践体系，并且以中医耳穴技术为依托，结合信息化技术优势，围绕大健康领域，迎合国家中医药现代化研究大方向，努力进行技术创新与研究，近年来先后开展“耳穴调枢青少年近视干预机制的研究”“基于耳甲迷走神经调枢青少年抑郁症临床研究”“基于耳穴调枢对特殊儿童的注意力影响研究”等项技术研究。浙派中医儿科耳穴技术主要有以下治疗特色：

一是治疗病种广泛。肺系疾病如发热、咳嗽、哮喘等；脾胃系统疾病如厌食、泄泻、便秘等；心肝系疾病如抽动障碍、失眠等；肾系疾病如遗尿、尿频等；外科疾病如麦粒肿、疔疮等均有确切疗效，能够缩短病程，缓解症状，达到治愈疾病的目的。

二是辨证选穴。耳穴技术在儿科临床应用上按照辨证分型对因治疗，每次取主穴 4 ～ 5 个、分型配穴 2 ～ 3 个、随证加穴 2 ～ 3 个组成治疗某病的耳穴处方，部分治疗可与刺络放血技术一起使用。在辨证取穴时，紧扣小儿“三有余，四不足”特点，坚持顾护先后天之本，如在治疗遗尿时，常选取温补肾阳，补先天之不足的耳穴（肾、内分泌）；在治疗抽动障碍时，常选取健脾益气的耳穴（脾、胃）；在治疗失眠时，常选取宁神清心的耳穴（心及神门）。

三是巧用耳穴按摩。耳穴按摩是指用手指指腹对整个耳郭实施点、按、按揉、提捏等多种手法，使其局部产生明显的酸、麻、痛、胀、热等感觉，手法用力由轻渐重，稳而持续，使刺激充分达到深层组织。在进行耳穴贴压或针刺前进行耳穴按摩，一方面，产生了对耳穴的良性刺激，通过神经系统的传导产生相应的作用，如刺激位于耳郭三角窝内的神门穴，通过调节大脑皮层的兴奋与抑制过程而起镇静作用；位于对耳屏的皮质下穴位，具有调节大脑皮质和皮质下自主神经中枢的兴奋和抑制过程，镇静、镇痛、抗炎、调整内脏功能，调节寒热和汗液分泌等作用；位于耳垂的垂前穴，具有镇静、安神健脑功效。另一方面，通过对耳部按摩产生的温和刺激，可促进 β－内啡肽的释放，迷走神经功能的改变及 5－羟色胺的作用，满足患儿情感的需求，使其身心获得抚慰，增加依从性。

正因耳穴技术具有操作简便、无不良反应、疗效明显且对操作环境无严格要求的优势，更适宜基层儿科推广应用。

第六节　指压吐乳

指压吐乳技术是用指压“火丁”以治疗婴幼儿疾病的一种外治方法。“火丁”是指患儿舌根部（相当于会厌软骨部位）发生的一种高突如丁状的病理性反应点。由火丁高突而引起患儿频频吐乳，或呕吐不止者，均可由医师指压火丁而缓解。

一、技术源流

婴儿吐乳症在中医学中属“呕吐”范畴。古代文献中对本病早有记载，早在《黄帝内经》中就已对吐乳有所描述。《素问·脉解》云：“所谓食则呕者，物盛满而上溢，故呕也。”古人谓有声有物谓之呕，有物无声谓之吐，有声无物谓之哕，如《颅囟经》云：“小儿哕逆吐，皆胃气虚，逆气客于脏气而作，当和胃养气。”隋唐时期呕吐已作为单独的病名出现，如《诸病源候论·小儿杂病诸候》认为“儿啼未定，气息未调，乳母匆遂以乳饮之，其气尚逆，乳不得下，停滞胸膈，则胸满气急，令儿呕逆变吐。乳母将息取冷，冷气入乳，乳变坏，不捻除之，仍以饮儿，冷乳入腹，与胃气相逆，则腹胀痛，气息喘急，亦令呕吐”，提出呕吐的病因责之于喂养。

宋代随着辨证论治体系的形成，呕吐已分型论治。至明清时期，对呕吐的病因病机及治疗已趋于完善。如《幼科证治准绳》曰：“乳下婴儿，乳哺太过，或儿睡着而更衔乳，岂有厌足，以致脾不能运，胃不能受满而溢，故令呕吐。”《保婴撮要·呕吐乳》云：“呕吐皆主脾胃，古人谓脾虚则呕，胃虚则吐是也。呕者有声无物，吐者有物无声也。盖乳哺过饱，则胃不能受而溢出，衔乳多食睡，则脾不能运而作泻，脾胃渐伤，疾病缠绵，甚至慢惊之患矣。”《幼幼集成·呕吐证治》云：“夫呕吐者，阳明胃气下行则顺，今逆而上行，故作呕吐……盖小儿呕吐，有寒有热有伤食，然寒吐热吐，未有不因于伤食者，其病总属于胃。复有溢乳、哯乳、呕哕，皆与呕吐相似，而不可以呕吐治之。更有寒热拒隔之证，又有虫痛而吐者，皆当详其证而治之。”综上可知，呕吐的病位在胃，病机为胃气上逆，病因多责之于寒热失调，喂养失宜。

现代中医专家遵循古训，结合临床，认为呕吐病因虽有外感、伤乳、寒热、虚实之别，但病机总属胃气上逆，受纳失司，故均责之于胃。其治疗多以药饵内服，或针刺、推拿配合治疗，但总以和胃降逆止吐为主。如外邪犯胃呕吐者宜疏邪解表，藿香正气散加减；乳食伤胃呕吐者宜消食导滞，保和丸或玉枢丹加减；胃中蕴热呕吐者宜清热和胃，黄连温胆汤加味；胃寒呕吐者宜温中散寒，丁萸理中汤出入；胃阴不足呕吐者宜滋阴养胃，益胃汤加减；肝气犯胃呕吐者宜疏肝理气，解肝煎合四逆散出入；惊恐呕吐者宜平肝镇惊，全蝎观音散加减。然各型当兼以和胃降逆，方获标本同治之良效。

已故儿科泰斗董廷瑶教授在对众多患儿诊察中发现呕吐症与患儿咽喉之“火丁”有关。他认为婴儿吐乳症，汤药饮下也吐，故疗效不佳，此为“火丁”致吐，是受浊邪火热熏蒸突起如丁，亦有因秽浊之气循经而上，故呕吐频作，故此创立了董氏指压法。此法是董廷瑶教授为婴儿吐乳症创立的独特治疗手法，采用手法按压使脾胃气机通畅而呈平逆降浊之功，使频吐得以根治。

指压吐乳技术是基于董氏儿科家传独门指压法所创立。火丁高突是因为患儿胎火壅盛，或感邪而导致心火上熏，上聚于舌根而成，进而引起反胃呕吐。《灵枢·经脉》云：“脾足太阴之脉……络胃，上膈，挟咽，连舌本，散舌下。”“胃足阳明之脉……循喉咙，入缺盆，下膈，属胃，络脾。”“是动则病：舌本强，食则呕。”婴幼儿若胎火壅盛，或感邪之后，邪火上熏，势必导致脾胃功能失调，出现“食则呕”等症状。与此同时，在经络的循行部位也会出现某些疾病的特殊反应点，“火丁”即为其脏腑机能失调后产生的病理性反应点。指压火丁，则能促使脾胃经脉通畅，从而产生平逆降浊的治疗效应。西医学解释为指压刺激舌根部，传入反射中枢，通过迷走神经作用于胃壁平滑肌，使之舒张，其结果是胃内压降低，胃节律性活动受抑制，从而防止胃内容物的反流溢出，达到根治婴儿顽吐的疗效。

指压法沿用至今，流传甚广，董氏儿科第六代传承人董幼祺教授继承并发扬了此技术。根据临床和实验及课题研究，证明董氏指压法疗效明显超过中西医药物治疗，既能及时止吐，改善或治愈小儿胃食管反流，又能改善营养不良、体重不增、贫血、佝偻病及呼吸道并发症，同时还可治疗目前西医学诊断明确但尚缺乏理想疗法的功能性呕吐综合征，且手法简便安全，不需服药或手术，费用少，无创伤性，无不良反应。

二、技术传承

指压吐乳技术沿用至今，广泛流传于我国东南沿海诸省。其中传承脉络清晰者以上海董氏为代表。

已故儿科泰斗董廷瑶教授，家中世代行医，幼承庭训，治学严谨，不计私利，不图虚名，全心全意为患儿服务，为中医事业及儿童健康贡献一生，曾任中医文献馆馆长，荣获国务院颁发的特殊津贴和奖状。董廷瑶教授在对众多患儿诊察中发现呕吐症与患儿咽喉之“火丁”有关。他认为婴儿吐乳症，汤药饮下也吐，故疗效不佳，此为“火丁”致吐，故此创立了董氏指压法。此法是董廷瑶教授为婴儿吐乳症创立的独特治疗手法，采用手法按压使脾胃气机通畅而呈平逆降浊之功，使频吐得以根治。指压吐乳技术是董氏儿科家传独门指压法（国家级非物质文化遗产，有 200 多年历史）在治疗婴儿吐乳症上的动物实验、机制研究、临床应用等基础上，进一步探索研究、规范操作标准及临床疗效评价体系所创立的。

2014 年，“董氏儿科”入选第四批国家非物质文化遗产代表性项目扩展项目名录（传统医术类），这是浙江省唯一的传统医术类的“国字号”非遗项目。董幼祺教授是董氏儿科第六代传承人，董廷瑶教授之孙，享受国务院特殊津贴，曾任宁波市中医院副院长，中华中医药学会儿科分会副主任委员，继承并发扬了指压吐乳技术，惠及广大儿童，为此做出了重大的贡献。董氏弟子上海市中医医院的王霞芳，尽得董廷瑶老先生学术真传，深入领会宗旨，在继承董老经验的基础上，积极对董氏儿科的学术思想进行研究和发扬推广。用西医学的方法研究、验证董老的经验和理论，为便于后来者学习和应用董氏儿科的经验，王霞芳教授的研究表明董老的指压“火丁”手法治疗功能性呕吐有坚实的生理学基础，为临床扩大应用提供了依据。其后指压吐乳技术由陈华教授收入《浙江省中医儿科特色技术研究荟萃》，作为儿科适宜技术在浙江及全国得到更广泛推广。董氏弟子积极传承，福建江浙一带民间也广为流传，不仅婴幼儿吐乳，与浊邪火热熏蒸相关导致的厌食、积滞，或者反复高热不退、乳蛾肿胀，疱疹化脓者，用冰片或冰硼散按压火丁，大部分次日即纳开热退，效如桴鼓。

三、技术应用

指压吐乳技术在儿科疾病的治疗中疗效肯定，尤其适用于婴儿吐乳症及热毒蕴积而致的积滞、厌食，小儿急乳蛾、口疮引起的高热不退等小儿常见病证的治疗。

（一）婴儿吐乳症

婴儿吐乳症是指新生儿起或 1 个月左右，喂乳后即刻或 30 分钟，甚至 60 分钟后发生呕吐乳食，量多如注，1 日数次，吐后婴儿神情舒畅，仍可再喂食，呕吐虽多，患儿却无病态，属功能性呕吐者。西医学认为属小儿胃食管反流导致的功能性呕吐者。

其治疗要分清外感、伤乳、寒热、虚实。外邪犯胃呕吐者治以疏邪解表；乳食伤胃呕吐者治以消食导滞；胃中蕴热呕吐者治以清热和胃；胃寒呕吐者治以温中散寒；胃阴不足呕吐者治以滋阴养胃；肝气犯胃呕吐者治以疏肝理气；惊恐呕吐者治以平肝镇惊。

指压技术治疗婴儿吐乳症，采用手法按压使脾胃气机通畅而呈平逆降浊之功，使频吐得以根治。

（二）积滞

此病归为“脾胃病”“不思食”“不嗜食”范畴，江浙地区生活富裕，小儿脾常不足，乳食不知自节，喂养不当，过食肥甘厚腻，致使饮食停聚，食积蕴热，积滞化火，气机受阻，易不思乳食，甚至食入即吐，脘腹胀满，常以清热化滞、运脾开胃作为基本法则。

小儿指压吐乳技术治疗食积蕴热导致的积滞、厌食，通过手法按压火丁可使脾胃气机通畅，并起到清热去火、平逆降浊的作用，改善食欲，增加食量，缓解腹胀。配合小儿推拿疗效更佳。

（三）小儿高热

浙江地处东南沿海，湿热之邪颇盛。孩童体禀纯阳，自幼多食海鲜或生冷之品，湿邪极易蕴积胃肠化火，火热上熏，上聚于舌根而发为火丁。治疗以清热解毒，运脾化滞为基本法则。

指压技术联合耳尖放血技术治疗小儿发热不退，证属急乳蛾胃火炽盛及口疮食积蕴热者，通过指压吐乳技术手法按压使得冰硼散作用于火丁，起到清热解毒、运脾化滞的作用，耳尖放血技术具有开导疏泄足太阳经之功，太阳经气疏通，气血得行，肿胀自消，此法治疗小儿胃火炽盛、食积蕴热、急乳蛾、口疮疗效显著。

（四）具体操作

1. 方法

（1）施术者洗净右手食指，指腹蘸少量冰硼散。

（2）左手固定患儿下巴，右手食指弯曲状态，缓缓深入舌根部会厌上面，轻轻向下按压火丁。

（3）按压后，迅速但轻轻退出右手食指。

（4）患儿保持前倾状态，防止发生呕吐。

（5）此法每周可施展一到两次。

2. 注意事项

（1）施术前后 1 小时禁食，防止刺激咽喉部发生呕吐，引起窒息。

（2）压火丁的力度要掌握好，不可过大，以免损伤咽喉部。

（3）施术之前要清理指甲，不可过长，以免损伤口腔黏膜。

四、特色创新

浙派中医儿科传承董氏儿科的学术思想，董氏指压吐乳技术作为浙江省中医儿科特色技术在临床上广泛推广应用。

“火丁”为脾胃脏腑机能失调后产生的病理性反应点。江浙东南沿海地区，地域湿热偏盛，火热之邪蕴积肠胃，火热上熏，发为火丁。指压火丁可以调畅脾胃气机，降逆平浊，清热泻火。浙派中医依此原理对火丁治疗病种的范围进行了拓展，董幼祺教授的学生们，在临床上应用董氏指压法治疗小儿高热不退、积滞、吐涎、恶心等证，不但效果显著，而且将此法适用年龄扩展到婴幼儿及年长儿。由于此法操作简便，也无特殊操作要求，在江浙民间，尤其是宁波地区，很多民间乡医及老人都会应用此法，压之即效。浙派中医儿科指压技术主要有以下治疗特色：

一是起效迅速、效果显著。既能及时止吐，改善或治愈小儿胃食管反流，又能改善营养不良、体重不增、贫血、佝偻病及呼吸道并发症，同时还可治疗目前西医学诊断明确但尚缺乏理想疗法的功能性呕吐综合征。

二是治疗病种广泛，但需注重辨证论治。肺系疾病如发热等；脾系疾病如厌食、呕吐等，属食积蕴热者均有确切疗效，能够缩短病程，缓解症状，达到治愈疾病的目的。

三是此法有廉便之长。按压手法简便安全，不需服药或手术，费用少，无创伤性，无不良反应。

正因指压吐乳技术具有操作简便、无不良反应、疗效明显，且对操作环境无严格要求的优势，更适宜基层儿科推广应用。

参考文献

[1] 赵文坛，陈华 . 宋以后浙派中医变迁及对浙派中医儿科影响初探 [J]. 浙江中医药大学学报，2018，42（08）：616–618.

[2] 赵文坛，陶敏，陈华 . 从“三因制宜”探讨浙派中医儿科学术特色 [J]. 浙江中医药大学学报，2022，46（10）：1112–1115.

[3] 朱震亨，施仁潮，余凯校注 . 格致余论 [M]. 北京：中国中医药出版社，2021：52.

[4] 刘时觉 . 浙江医籍考 [M]. 北京：人民卫生出版社，2008：701–765.

[5] 王光利，胡滨，竹剑平 . 浙江中医儿科考述 [J]. 中华医史杂志，2003，（03）：62–64.

[6] 宣晓波 . 浙江中医临床名家宣桂琪 [M]. 北京：科学出版社，2019：29.

[7] 王晓鸣，罗荣泉 . 儿科心悟 [M]. 杭州：浙江科技出版社，2011：1–13.

[8] 陈华，吴嘉嘉，矫金玲，等 . 名中医工作室建设运行模式的创新探索与实践——以浙江省儿科名中医工作室为例 [J]. 浙江中医药大学学报，2018，42（11）：879–882.

[9] 董廷瑶 .“开门逐盗”治疗小儿热病 [J]. 上海中医药杂志，2002（05）4–7.

[10] 王霞芳 . 中医儿科泰斗董廷瑶学术经验 [J]. 中医儿科杂志，2006（05）1–4.

[11] 邱根祥，方昉，许远，等 . 龚香圃儿科学术思想初探 [J]. 中医儿科杂志，2017，13（03）：20–23.

[12] 俞景茂 . 儿科各家学说及应用 [M]. 北京：中国中医药出版社，2017：22.

[13] 何裕民，高钦颖，严清，等 . 从体质调研结果探讨因时因地制宜治则 [J]. 中医杂志，1986（05）47–50.

[14] 冯丹丹，朱杭溢，傅晓骏．地域因素对丹溪学派学术思想形成影响探析 [J]. 中医药管理杂志，2018，26（03）：14–15.

[15] 陈江，章荣华，张荷香，等．浙江省城市居民膳食营养摄入状况研究 [J]. 中国预防医学杂志，2011，12（02）：170–173.

[16] 李岚．浙江中医临床名家俞景茂 [M]. 北京：科学出版社，2019.

[17] 朱永琴．浙江中医临床名家盛丽先 [M]. 北京：科学出版社，2019.

[18] 王霞芳．董廷瑶教授从脾胃论治儿科病证 [J]. 中医儿科杂志,2008（02）1–3.

[19] 王艳．浙江中医临床名家马莲湘 [M]. 北京：科学出版社，2019.

[20] 余勤．浙江中医临床名家詹起荪 [M]. 北京：科学出版社，2019.

[21] 李德顺，邓中甲．用道家“和”的观点审视中医“和法”[J]. 中华中医药学刊，2008，（03）：622–624.

[22] 董幼祺，董继业．董氏儿科 [M]. 北京：中国中医药出版社，2010：418.

[23] 王晓鸣．论《景岳全书》“和略”与“和阵”在儿科的应用 [J]. 浙江中医杂志，2018，53（12）：905.

[24] 董幼祺，董继业，郑含笑．董氏儿科运用杜痰法治疗小儿哮喘缓解期经验 [J]. 中华中医药杂志，2014，29（04）：1127–1128.

[25] 陈华．浅谈经方在小儿胃脘痛治疗中的应用 [J]. 中国中西医结合儿科学，2014，6（06）：512–514.

[26] 马融．中医儿科学 [M]. 北京：中国中医药出版社，2016：17.

[27] 邱根祥，王静松，张家峰．俞景茂教授运用和法治疗儿科疾病经验 [J]. 中医儿科杂志，2019，15（06）：14–18.

[28] 田浦任，邵征洋，蔡超丽，等．导赤散方证探析与临床应用 [J]. 中国中医基础医学杂志，2021，27（03）：510–512.

[29] 司晋燕，董继业，董幼祺．董幼祺应用地龙治疗小儿肺系疾病经验介绍 [J]. 新中医，2018，50（04）：232–234.

[30] 陈华，李岚，邬思远，等．俞景茂名老中医儿科学术经验述要 [J]. 浙江中医药大学学报，2015，39（04）：243–246.

[31] 王其莉，王艳，王海云，等．盛丽先治疗儿童肾病综合征伴反复呼吸道感染经验探析 [J]. 浙江中医药大学学报，2020，44（01）：36–39.

[32] 陈锴，董继业，郑含笑，等．董幼祺教授运用升清运脾汤治疗小儿泄

泻经验 [J]. 中医儿科杂志，2014，10（04）：8–9.

[33] 邱根祥，徐华文，许宝才，等 . 衢州雷氏医学儿科时病精华初探 [J]. 中医儿科杂志，2019，15（03）：8–11.

[34] 刘敏 . 钱乙传世名方 [M]. 北京：中国医药科技出版社，2013：2.

[35] 刘敏，闫军堂，刘晓倩，等 . “儿科宗师”钱乙学术思想评述 [J]. 黑龙江中医药，2014，43（06）：2–4.

[36] 牛笛，孙远岭，王倩 . 浅谈钱乙《小儿药证直诀》脾胃论思想 [J]. 四川中医，2015，33（03）：17–19.

[37] 俞景茂 . 小儿药证直诀类证释义 [M]. 贵阳：贵州人民出版社，1984.

[38] 于筠，程爱 .《小儿药证直诀》肺系疾病临证特点浅析 [J]. 新疆中医药，2016，34（06）：1–2.

[39] 卢红蓉 . 钱乙“肾主虚，无实也”观与六味地黄丸 [J]. 中华中医药杂志，2012，27（10）：2512–2513.

[40] 章增加，胡依平 . 钱乙“肾主虚，无实也”辨析 [J]. 中医杂志，1994（01）56–57.

[41] 陈无择 . 三因极一病证方论 [M]. 北京：中国医药科技出版社，2011.

[42] 朱丹溪 . 格致余论 [M]. 北京：中国医药科技出版社，2011.

[43] 彭新，尹玉芳，于峥，等 . 朱丹溪学术思想渊源探讨 [J]，中国中医基础医学杂志，2017，23（03）：299–300.

[44] 高新彦，焦俊英，冯群虎等 . 丹溪心法评注 [M]. 西安：三秦出版社，2004.

[45] 范永升 . 浙江中医学术流派 [M]. 北京：中国中医药出版社，2009：148.

[46] 田思胜 . 朱丹溪医学全书 [M]. 北京：中国中医药出版社，2006：16.

[47] 李濂 . 医史 [M]. 厦门：厦门大学出版社，1992.

[48] 张廷玉 . 明史・列传 [M]. 北京：中华书局，1974：187.

[49] 龙玲 . 戴思恭郁证、痰饮证治学术思想探析 [J]. 山西中医学院学报，2012，13（03）：22–23.

[50] 徐春甫 . 古今医统大全 [M]. 北京：人民卫生出版社，1991.

[51] 戴思恭 . 金匮钩玄 [M]. 上海：上海人民出版社，2005.

[52] 刘时觉，浙江医人考 [M]. 北京：人民卫生出版社，2014：88.

[53] 虞抟 . 医学正传 [M]. 北京：人民卫生出版社，1965.

[54] 佚名 .《颅囟经》影印本 [M]. 北京：人民卫生出版社，1956：8.

[55] 程志源 .《医学正传 · 小儿科》述评 [J]. 浙江中医药大学学报，2020，44（10）：960–962.

[56] 钱乙 . 小儿药证直诀 [M]. 北京：人民卫生出版社，2006：20.

[57] 程南方 . 杏林撷英——张景岳 [J]. 家庭医学（下半月），2013（07）48–49.

[58] 张帆，刘华，王慈，等 . 从“一源二歧”探讨《太极图说》对朱丹溪、张景岳阴阳思想的影响 [J]. 中国中医基础医学杂志，2021，27（11）：1706–1708.

[59] 赵宁，何国伟，曹颖 . 浅析《景岳全书 · 小儿则》中的儿科学术思想 [J]. 现代中医药，2012，32（03）：76–77.

[60] 吴燕 . 张景岳治疗小儿疾病经验探析 [J]. 中医儿科杂志,2021,17（05）：23–26.

[61] 长青 . 吴师机 [J]. 山西中医，1990（03）39.

[62] 夏时荣，夏时金 .《理瀹骈文》外治法思想及在儿科中的临床运用 [J]. 成都中医药大学学报，2016，39（04）：92–95.

[63] 魏稼 . 论针灸学家吴师机的学术思想 [J]. 中医药通报，2007（05）32–35.

[64] 邱根祥，方昉，许远，等 . 龚香圃儿科学术思想初探 [J]. 中医儿科杂志，2017，13（03）：20–23.

[65] 浙江省中医药研究所 . 医林荟萃：浙江省名老中医学术经验选编（第 8 辑）[M]. 浙江省卫生厅，1983.

[66] 翟文敏 .《小儿药证直诀》诊疗学术思想探析 [J]. 时珍国医国药，2010，21（11）：3035.

[67] 张洁，蔡华珠 .《补要袖珍小儿方论》的学术思想 [J]. 福建中医药大学学报，2014，24（01）：66–67.

[68] 李富汉 . 王銮《幼科类萃》述评 [J]. 江苏中医，1989（12）33–34.

[69] 周荣易，王娇娇，韩新民 . 探析《幼科类萃》所体现的儿童保健思想 [J]. 辽宁中医杂志，2016，43（11）：2297–2299.

[70] 吴少祯 . 中国儿科医学史 [M]. 北京：中国医药科技出版社，2015：233.

[71] 中国中医研究院中国医史文献研究所 . 中医人物词典 [M]. 上海：上海

辞书出版社，1988：521.

[72] 陈荣，熊墨年，何晓晖 . 中国中医药学术语集成：中医文献（下册）[M]. 北京：中医古籍出版社 2007：1190.

[73] 高延 . 中国的宗教系统及其古代形式变迁历史及现状（第 5 卷）[M]. 广州：花城出版社，2018：1350.

[74] 牛兵占 . 中医妇科名著集成 [M]. 北京：华夏出版社，1997：768.

[75] 裘沛然 . 中国医籍大辞典（下）[M]. 上海：上海科学技术出版社，2002：930.

[76] 赵法新，等 . 中医文献学辞典 [M]. 北京：中医古籍出版社，2000：314.

[77] 李湘黔 . 国学品读与家风传承 [M]. 成都：西南交通大学出版社，2018：173–174.

[78] 沈雨梧 . 清代科学家 [M]. 北京：光明日报出版社，2010：416.

[79] 陈荣，熊墨年，何晓晖 . 中国中医药学术语集成：中医文献（下册）[M]. 北京：中医古籍出版社，2007：380.

[80] 宫温虹 . 温州中医药文化志 [M]. 北京：中国中医药出版社，2016：136.

[81] 苍南县地方志编纂委员会编：苍南县志 [M]. 杭州：浙江人民出版社，1997：763.

[82] 陈荣，熊墨年，何晓晖 . 中国中医药学术语集成：中医文献（下册）[M]. 北京：中医古籍出版社，2007：1144.

[83] 覃薇 . 明末清初医家冯兆张学术经验研究 [D]. 南宁：广西中医药大学，2021.

[84] 尤虎，苏克雷，熊兴江 . 历代名医经方一剂起疴录 [M]. 北京：中国中医药出版社，2016：73.

[85] 苏当妮，史正刚，王宝宝，等 .《闻人氏痘疹论》诊治痘疹特色探析 [J]. 中医儿科杂志，2021，17（05）：26–28.

[86] 朱锦善 . 儿科心鉴 [M]. 北京：中国中医药出版社，2007：135.

[87] 中医大辞典编辑委员会 . 中医大辞典（试用本）：医史文献分册 [M]. 北京：人民卫生出版社，1981：244.

[88] 田从豁，彭冬青 . 中国贴敷治疗学（第二版）[M]. 北京：中国中医药出版社，2015.

[89] 张迎春，张花．中医脐疗及穴位贴敷疗法 [M]. 武汉：湖北科学技术出版社，2020

[90] 叶进．儿科常见病外治疗法 [M]. 北京：人民卫生出版社，2017.

[91] 汪受传．中医儿科临床研究 [M]. 北京：人民卫生出版社，2014.

[92] 胡逸中，薛征．香佩疗法防治小儿反复呼吸道感染的文献与现代研究 [J]. 中医外治杂志，2020，29（06）：78–80.

[93] 李杰．中医香囊辟疫研究 [D]. 杭州：浙江大学，2012.

[94] 林慧，梅全喜．《肘后备急方》香佩法的应用及其对后世的影响 [J]. 今日药学，2014，24（07）：546–548.

[95] 太医院．太医院秘藏丸散膏丹方剂 [M]. 北京：中国中医药出版社，2010.

[96] 王信利．防感香囊佐治小儿上呼吸道感染 80 例 [J]. 浙江中医杂志，2011，46（03）：188.

[97] 沈微，陈华．香佩疗法预防手足口病和上呼吸道感染的观察 [J]. 中国中西医结合儿科学，2010，2（03）：208–209.

[98] 何媛，林洁．针刺四缝穴疗法的古代文献研究 [J]. 环球中医药，2018，11（11）：1761–1763.

[99] 岳公雷，闫冰，张凯鑫，等．经外奇穴四缝统考 [J]. 长春中医药大学学报，2018，34（05）：995–998.

[100] 詹建华，沈彩燕，洪佳璇．刺四缝间隔时间对小儿厌食症疗效的影响 [J]. 浙江中医杂志，2017，52（09）：686.

[101] 梁繁荣，王华．针灸学 [M]. 北京：中国中医药出版社，2021.

[102] 陈林才．挑四缝治疗小儿哮喘 120 例 [J]. 天津中医，1989，（05）：44–45.

[103] 杜昌华．四缝穴刺液对小儿疳症诊断意义的探讨 [J]. 上海针灸杂志，1996，（06）：18.

[104] 张洁，陈华，韩桃．针刺四缝穴联合异功散加减治疗脾胃气虚型小儿厌食症效果观察 [J]. 中国乡村医药，2021，28（05）：12–13.

[105] 唐汉钧．中医外治纲要（上）——中医外治历史溯源与传承发展 [J]. 中医外治杂志，2014，23（04）：3–5.

[106] 李家琪．耳穴诊治与研究 [M]. 郑州：河南人民出版社，2018.

[107] 程凯．耳穴诊治学 [M]. 北京：人民卫生出版社，2020.

[108] 汪受传 . 中医儿科临床研究 [M]. 北京：人民卫生出版社，2014.

[109] 梁繁荣 . 针灸学 [M]. 北京：中国中医药出版社，2016 年 .

[110] 李战 . 董氏儿科倪菊秀论治小儿脾胃病 [M]. 上海：上海科学技术出版社，2019.

[111] 王霞芳，倪菊秀，董幼祺 . 海派中医董氏儿科 [M]. 上海：上海科学技术出版社，2018.

[112] 陈华 . 浙江省中医儿科特色技术研究荟萃 [M]. 杭州：浙江科学技术出版社，2018.

[113] 封玉琳 . 王霞芳论治小儿脾胃病 [J]. 全国儿科中西医结合学术会议论文汇编，2009.